Andreas Ulmichers Ernährungsratgeber bei

Morbus Crohn – Colitis ulcerosa

Richtig essen – besser fühlen

© 2011-2012

Copyright Reserved

Danksagung

Ich danke...

Herrn P. Königs (HP), Frau Dr. med. Barbara Hendel, Frau Ulrike Gonder, den Paracelsus-Kliniken Deutschland, Herrn Dr. Joseph Mercola (USA), Herrn Dr. med. Florian Obermeier und Herrn Dr. med. Jan Wehkamp, den Firmen Vitorgan, speziell Frau Ortrud Aichinger, Regena Ney, der Falk Foundation, Ardeypharm, Pharmawerk Weinböhla, bei Meta-Fackler, Lipid Therapeutics, der Uni Heidelberg, der deutschen Zeitschrift für klinische Forschung, Herrn Dr. rer. Nat. Oliver Ploss und vielen Anderen, die meine nervigen Fragen beantwortet haben, und natürlich bei meiner Lebenspartnerin, die meine mentale Erschöpfung und meine Stimmungsschwankungen während des Entstehens der besonders trockenen Kapitel ertragen musste, meiner Mutter, die mir immer wieder gesagt hat: *schreib es trotzdem*! Zu guter Letzt natürlich danke ich allen Patienten und allen meinen Lesern, die ich betreut beziehungsweise beraten habe: ich habe mit jedem von Ihnen etwas dazugelernt!

Andreas Ulmichers Ernährungsratgeber

Bei Morbus Crohn – Colitis ulcerosa

Richtig essen – besser fühlen

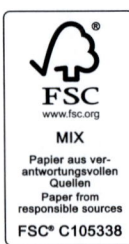

© 2011/2012 Andreas Ulmicher
Covergestaltung: Markus Schmitt, Kitzingen
Herstellung und Verlag: Books on Demand GmbH, Norderstedt
Printed in Germany
Dieses Buch wurde im On-Demand-Verfahren hergestellt
ISBN 978-3-8448-3348-5

Inhaltsverzeichnis

- Der Testwert ist *kein* absoluter Wert
- **Das ist wichtig, wenn Ihr Enzymsystem erschöpft ist**
- Relativ eiweiß- und fettarm
- Leicht verdauliche Kohlehydrate
- Speisen, die bei der Fettverbrennung helfen, sollten Teil Ihres Speiseplans werden
- Obst: viel erlaubt, aber individuelle Unverträglichkeiten beachten
- Gemüse: keine Einschränkungen, außer die Individuellen
- **Spotlight**: roh vs. gekocht
- Probieren Sie, ob Sie Getreide vertragen
- Mehr Nährwert: Backwaren mit Natursauerteiggärung
- Teigwaren & Co: greifen Sie überwiegend auf Dinkel und glutenfreie Produkte zurück
- Kartoffel vs. Reis
- Nährstoff-Überraschung Hirse
- Weizen: auch vom enzymorientierten Ernährungstyp nicht immer vertragen
- **Spotlight**: Gluten ja oder nein?
- Eiweißträger: eher wenig und nur leicht verdauliches Eiweiß
- Meiden Sie „rotes" Fleisch
- Eine gute Eiweißquelle: *fermentierte* Sojaprodukte
- Milchprodukte: wenn, dann besser auf Sauermilchprodukte zurückgreifen
- Pro und Contra zum Thema Hühnerei
- Zum Thema Fisch
- Besonders wichtig für den enzymorientierten Ernährungstyp: das Thema Fette
- Insgesamt eher wenig Fett
- Es gibt Dinge, die sollten Sie grundsätzlich meiden
- Die Kombination Obst/Sauer/Süß und Stärke ist immer problematisch

- Trinken und essen ist immer eine problematische Kombination
- Keine Kombination mehrerer tierischer Eiweiße!
- **Das ist wichtig, wenn Ihr vegetatives System erschöpft ist**
- Etwas mehr Eiweiß und Fett
- Zurückhaltung mit energiedichten Kohlehydraten und Ballaststoffen
- Meiden Sie Gluten so weit wie möglich
- Optimieren Sie Ihre Eiweißzufuhr *qualitativ*
- **Info**: Auslassdiäten
- Fette: hier steht der „medizinische" Aspekt klar im Vordergrund
- Obst: nur ganz wenige Sorten in eher geringen Mengen erlaubt
- **Info**: der Fruchtsaft-Test
- Gemüse: bei einigem an Gemüse sollten Sie Zurückhaltung üben, auch wenn Sie gerade symptomfrei sind!
- Es gibt Dinge, die sollten Sie grundsätzlich meiden
- Meiden Sie zuckerhaltige Lebensmittelzubereitungen
- Die Kombination Obst/Sauer/Süß und Stärke ist immer problematisch
- Trinken und Essen ist immer eine problematische Kombination
- Keine Kombination mehrerer tierischer Eiweiße!
- Auch Milchprodukte sollten keinesfalls mit Frucht kombiniert werden!
- Eine kurze Zusammenfassung der wichtigsten Punkte für die beiden Typen
- **Was tun, wenn Sie eine mittlere Punktzahl erreicht haben?**

5. **Ein besonders wichtiges Thema: Fette und Öle S. 86**
- Allgemeines zum Thema Fette
- Wie viel ungesättigte Fettsäuren braucht der Mensch eigentlich täglich?
- Können ungesättigte Fettsäuren, insbesondere mehrfach ungesättigte, auch zum Problem werden?
- Probleme mit pflanzlichen Omega-3-Fettsäure-Lieferanten

- Auf einen Blick: Vor- und Nachteile der speziellen Kohlehydratdiät
- Gesamte Beurteilung der speziellen Kohlehydratdiät:
- **Milch- und klebereiweißfreie Diät (Gluten- und Kasein-frei)**
- Die Theorie hinter der gluten- und milcheiweißfreien Diät
- Gluten – Zwischentöne zwischen schwarz und weiß
- Andreas Ulmichers Auslasstest
- Wo sind Gluten und Milcheiweiß drin?
- Ein typischer Tag mit der Diät
- Gesamte Beurteilung:
- **Vegetarische und Vegane Diäten**
- Die Theorie hinter vegetarischer bzw. veganer Kost
- Vegetarisch lebende Menschen sind von vornherein gesundheitsbewusster
- Insgesamt weniger Eiweiß und meist auch weniger Fett
- Ist vegetarische Kost leichter verdaulich als Mischkost?
- Vegane Ernährung: Soja, ein zweischneidiges Schwert
- **Spotlight**: biologische Wertigkeit
- Auf einen Blick: Vor- und Nachteile einer vegetarischen Lebensweise
- Ein Beispieltag mit vegetarischer / veganer Kost
- Fazit: Empfehlungen für eine vegetarische / vegane Ernährungsweise
- **Rohkost (mit grünen Smoothies)**
- Was ist dran am Gesundheits-Mythos?
- Die naturheilkundliche Streitfrage: „Kompatibilität" mit chronisch-entzündlichen Darmerkrankungen
- Was sind grüne Smoothies?
- Vorteil: viele Mikronährstoffe, Spurenelemente in natürlicher Form
- „Durchfallbremse" grüner Smoothie
- Pflanzenpresssäfte

- Fazit: Empfehlungen für eine rohköstliche Lebensweise
- **Ernährung nach IgG-Auslassdiäten (Allergien vom zeitverzögerten Typ behandeln)**
- Das Prinzip hinter IgG-vermittelten Allergien
- Die beiden Ernährungstypen und Ernährungslenkung nach den IgG-Tests
- Welche Nahrungsmittel vermittelten besonders häufig IgG-vermittelte Allergien?
- Bewertung der Auslass- und Rotationsdiäten nach IgG-vermittelten Allergien
- **Lektinarme Diäten**
- Was sind Lektine?
- **Zu guter Letzt: sind chronisch-entzündliche Darmerkrankungen verkappte „Histaminosen"?**
8. **Gut eingekauft und nichts riskiert: diese Zusatzstoffe sollten Sie meiden S. 151**
- Farbstoffe
- Antioxidationsmittel
- Backtriebmittel
- Emulgatoren
- Festigungsmittel
- Feuchthaltemittel
- Füllstoffe
- Geliermittel
- Geschmacksverstärker
- Komplexmittel
- Konservierungsstoffe
- Modifizierte Stärken
- Säuerungsmittel
- Säureregulatoren
- Schaumbildner
- Schaumverhüter

Liebe Leserin, lieber Leser!

„Essen Sie, was Ihnen schmeckt und bekommt!" Diesen Satz höre ich immer wieder von Patienten der chronisch-entzündlichen Darmerkrankungen auf die Frage, was ihnen denn der Arzt empfohlen hat. Das ist natürlich eine Floskel, und damit fühlt sich der Patient natürlich „abgespeist" – jedenfalls habe ich diesen Eindruck.

Im Hinterkopf von Betroffenen spukt durchaus berechtigterweise der Gedanke, dass seine Krankheit etwas mit der Ernährung zu tun haben *muss*, denn sonst würde sie sich sicherlich nicht im Verdauungstrakt abspielen. Und obwohl chronisch-entzündliche Darmerkrankungen nicht *nur* Ernährungskrankheiten sind, sondern bestenfalls zum Teil, wünschen sich immer mehr Patienten einen möglichst allgemeingültigen Leitfaden, wie man sich denn nun am besten ernährt. Obige Antwort ist da nicht sehr befriedigend, aus zwei Gründen: erstens braucht ein Patient in aller Regel sehr lange, herauszufinden, was ihm nun bekommt und was nicht, denn manche Nahrungsmittelunverträglichkeit, Allergie oder allergieähnliches Syndrom tritt *zeitverzögert* auf und ist daher nicht direkt mit einer Mahlzeit in Zusammenhang zu bringen. Wenn ich am Montag Brombeeren esse und am Donnerstag einen Ausschlag in den Gelenkbeugen habe, führe ich dies sehr wahrscheinlich nicht auf die Brombeeren vom Montag zurück. Der zweite Grund ist ein mentaler, der sich aus dem ersten ergibt: *weil* die chronisch-entzündlichen Darmerkrankungen eben nicht *allein* über Ernährung zu beeinflussen sind und die durch Ernährung erreichbare Verbesserung in den meisten Fällen Grenzen unterliegt, stellt sich ziemlich schnell *Frustration bei gesunder Ernährung* ein. Was erfahrungsgemäß schnell dazu führt, dass der Betroffene die Lust verliert: „Warum sollte ich mich eigentlich so anstrengen, wenn ich es so doch nicht heilen kann / es mir mit dieser Ernährung immer noch nicht toll geht?"

Die Frage ist berechtigt, die Lösung liegt auf der Hand:

1. Die richtige Ernährung bei Morbus Crohn und Colitis ulcerosa kann den Unterschied zwischen miserabler und akzeptabler Lebensqualität aus machen

2. Die richtige Ernährung kann remissionserhaltend wirken genauso wie bestimmte Medikamente, beispielsweise Kortison-Abkömmlinge
3. Die richtige Ernährung kann langfristig helfen, Operationen zu vermeiden und das Risiko für Folgeerkrankungen herabsetzen

Dieser Ernährungsratgeber hat vor allen Dingen ein Ziel: Sie schnell in die richtige Richtung zu bringen. Wie Sie wissen, habe ich vor einigen Jahren bereits ein Buch über die chronisch-entzündlichen Darmerkrankungen auf den Markt gebracht und darin auch eine Diät vorgestellt, die mir bei der Gesundung geholfen hat und die ich für die chronischen Darmentzündungen als nützlich ansah. Diese Diät hat einigen geholfen, anderen wiederum nicht, und mit den Jahren kommt man natürlich auch zu neuen Erkenntnissen. Dies war eine meiner wichtigsten in den letzten Jahren:

1. Eine bestimmte Diät hilft immer *einigen* Betroffenen
2. *Keine* Diät hilft *allen* Betroffenen

Woraus sich logischerweise die Fragestellung ergab: *wie helfe ich mit einem Ernährungsratgeber möglichst vielen Betroffenen?* Auch hier lag die Antwort auf der Hand:
Indem ich ein System entwickle, nachdem der Patient sich anhand bestimmter Symptome in ein Schema einordnen kann und mit dessen Hilfe darauf schließen, was sein Organismus am besten verdauen kann, am besten vertragen kann und am ehesten benötigt. Dieses System habe ich in den letzten Jahren entwickelt und immer weiter verfeinert. Ich bin überzeugt davon, dass ich mit meinem Ernährungssystem 70 bis 80% aller Patienten der chronischen Darmerkrankungen zu besserer Lebensqualität und weniger Beschwerden verhelfen kann.
Da ich aber ein Typ bin, der nichts gerne dem Zufall überlässt, habe ich noch eine weitere Rubrik in meinen Ernährungsratgeber aufgenommen, nämlich *Sonderkostformen*. Da ich bis heute einige hundert Patienten von Morbus Crohn oder Colitis ulcerosa schriftlich oder mündlich beraten und teilweise auch behandelt habe, kenne ich die Nutzen und Risiken dieser Kostformen mittlerweile sehr gut und werde Sie Ihnen mit diesem Buch auch genauer erläutern.

Wichtig war es mir darüber hinaus darauf hinzuweisen, welche Nahrungsmittel und Nahrungsmittelzusätze in aller Regel nicht vertragen werden und welche darüber hinaus langfristig auch noch gesundheitliche Beeinträchtigungen und Schäden nach sich ziehen können. Auch habe ich eine Art „Rangliste" entwickelt, um welche Nahrungsmittel Sie besser generell einen Bogen machen sollten und welche Sie ab und an essen können.

Zu guter Letzt habe ich dem Buch auch noch ein E-Nummern-Verzeichnis beigefügt, nicht nur die Nahrungsmittelzusätze werden hier beschrieben, sondern auch, ob und wie gefährlich diese Stoffe für den Darm sind – und zwar kurzfristig in der Verträglichkeit und langfristig in der allgemeinen Gesundheit.

1. Gesunde Ernährung kompakt

Vollwertig *und* schonend – wie sieht das aus?

Zahllose Ernährungspäpste sprechen davon, dass „gesunde Ernährung gleich vollwertige Ernährung" ist. Aber worüber definiert sich eigentlich *Vollwertigkeit*? Eine mögliche Forderung ist: „die Nahrungsmittel sollten möglichst unverarbeitet sein". Demnach wäre das ungemahlene Vollkorn dem Mehl vorzuziehen und die Rohkost allgemein der Kochkost. Demnach müssten die ganzen Früchte dem pürierten Fruchtmus ebenso unbedingt vorgezogen werden.

Kräuseln sich Ihnen bereits die Nackenhaare? Nicht zu Unrecht, denn sollten Sie einer der rund 350.000 armen Betroffenen der chronisch-entzündlichen Darmerkrankungen allein in Deutschland sein, werden Sie mit mindestens 80% Sicherheit einwenden: *Das vertrage ich alles nicht!*

Und hier beginnen die Probleme mit den von „Ernährungs-Experten" propagierten „One-Size-Fits-All" Lösungen (sinngemäß: eine Diät für alle!). Denn jeder geht davon aus, dass seine spezielle Diät die allein selig machende Weisheit ist und dass nur von *seiner* Kostform der Kranke – egal an was er leidet – gesund werden kann. Und das ist schlicht und ergreifend *falsch*. Man könnte auch sagen: *falscher geht es nicht!*

Die Chinesen waren da vor Hunderten von Jahren schon cleverer, und einige Naturheilkunde-Praktizierer in Deutschland beziehungsweise im Westen allgemein sind es mittlerweile auch – Ernährungskonzepten wie *Metabolic Typing* sei Dank. So kann man sagen: die Ernährungsform muss dem Kranken angepasst werden, und nicht nur seiner Krankheit, sondern seinem gesamten Wesen, allen Eigenschaften, übrigens auch den Charakterzügen. Deine Ernährung soll dir dienen, nicht du deiner Ernährungsform (aus dem Englischen: „Let the diet serve you, not you serve the diet!"). Plus – das ist wieder ein Konzept aus der chinesischen Ernährungslehre: *der Organismus profitiert nicht von dem, was man isst, sondern von dem, was der Körper auch tatsächlich verwerten kann.*

Und das gilt natürlich (!) auch für die gesamten Vollwertkonzepte des Westens, wie beispielsweise die Heilkost nach Bircher-Benner, die Vollwert-Diät nach Bruker, die Früchte-Rohkost nach Wandmaker und so weiter: was nützen Ihnen die ganzen noch vollständig enthaltenen Vitamine und Mineralstoffe, wenn der Körper absolut nichts damit anfangen kann?

Also bewegen wir uns in unseren Vollwert-Gedanken mal einen Schritt von der Schüssel mit dem grob geschroteten Müsli mit den Fruchtstücken weg und sehen uns das neue Vollwert-Konzept einmal näher an. Es liegt nahe, dass auch tierische Nahrungsmittel je nach Typ zu einer vollwertigen Ernährung beitragen können, auch wenn diese in der Vollwert-Szene „verpönt" sind. So sind die Stärken einer vegetarischen Kost in Ernährungs-Fachkreisen bekannt, ihre Schwächen und Gefahren haben sich noch nicht *so* herumgesprochen (Anmerkung: da ich so gut wie jede Kostform in der Praxis an mir selbst ausgetestet habe, kann und werde ich über die Vor- und Nachteile in diesem Buch berichten). Es geht und wird immer darum gehen, *maximalen Nutzen für den Einzelnen zu erzielen*. Und dazu braucht nun mal der Eine mehr hochwertiges und leichtverdauliches Eiweiß, der Andere mehr Enzyme und eine die Verdauung allgemein anregende Kost.

Ich beurteile also *Vollwert* in diesem Buch *nicht* ausschließlich nach dem Grad der Verarbeitung, auch nicht nach dem Grad der „Reinheit" oder nach roh oder gekocht, sondern nach dem *maximalen Nutzen* für die Nährstoffversorgung und Gesunderhaltung. Und da kann es individuell sein, dass das in Kokosfett langsam gegarte Stück Pute einem Schüsselchen mit Johannisbeeren haushoch überlegen ist.

Mein Grundkonzept wird Ihnen ab Kapitel 4 die beiden „gegensätzlichen" Möglichkeiten, sich gesund, vollwertig, schonend und nährstoffreich bei chronisch-entzündlichen Darmerkrankungen zu ernähren, vorstellen. Sie werden lernen, wie Sie feststellen können, ob Sie sich näher an einem, an dem anderen Konzept oder ziemlich genau in der Mitte zwischen beiden ernähren sollten, um optimale Gesundheit mittels Ernährung zu erreichen. Sie werden lernen, wie Sie fragwürdige Nahrungsmittelzusätze und schädliche Nahrungsmittel aus Ihrer Ernährung verbannen können und worauf Sie beim Kauf von Lebensmitteln zu achten haben.

Sie werden lernen und verstehen, ob Sie besser beraten sind, mittels Ernährung Ihren Enzymhaushalt anzuregen und so die Verdauung zu optimieren oder ob Sie Ihre Kost eher „basischer" von der Reaktion im Verdauungstrakt halten sollen, um Gärung und sonstige unliebsame Erscheinungen im Darm zu reduzieren.

Mein neues Konzept sieht *keine* „One Size Fits All" Lösung mehr vor (s.o.), sondern ein System, wie Sie sich Ihre Idealernährung quasi selbst zusammenstellen können und später bei Bedarf eventuell neuen Gegebenheiten anpassen können. Es kann sein, dass Sie 30% oder mehr Eiweiß brauchen und mit Rohkost sehr zurückhaltend sein sollten, es kann sein, dass Ihr(e) Bekannte(r) aus der Selbsthilfegruppe wenig Eiweiß und enzymreiche Kost braucht, obwohl er / sie eigentlich ähnliche Symptome hat. All diese Dinge werden Sie lernen, zu unterscheiden.

Natürlich – auch ein solches System wird *nicht immer* funktionieren. Es kann sein, dass Sie den Test machen, Ihre Ernährung entsprechend ausrichten und immer noch keine Verbesserung feststellen werden. Aber wie ich schon sagte: chronisch-entzündliche Darmerkrankungen sind *zum Teil* über die Ernährung beeinflussbar, der Teil, den eine ideale Ernährung beitragen kann, die Symptome zu lindern, ist individuell verschieden. Ich habe schon Extreme von 5% Unterschied und 70% Unterschied auf der anderen Seite erlebt. Es hängt natürlich davon ab, welche Einflüsse von außen den Darm stören (diese Problematik habe ich in meinem Buch *Andreas Ulmichers Morbus Crohn – Colitis ulcerosa Ratgeber: Diagnostik, Therapie, ganzheitliche Behandlung* genauer dargelegt).

Wenn etwas nicht hilft, sollte man deswegen nicht das Konzept an sich verwerfen, sondern nach den Gründen fragen, *warum* etwas nicht hilft. So wie es verschiedene Verlaufsformen der chronisch-entzündlichen Darmerkrankungen gibt und Betroffene unterschiedlich auf die verschiedenen Medikamente ansprechen, so kann auch eine Ernährungstherapie unterschiedliche Ergebnisse erzielen. Die Lösung liegt dann nicht selten in Kleinigkeiten, die allerdings gerne übersehen werden.

Wenn Sie tiefer in die ganzheitliche Systematik und Konzepte der chronisch-entzündlichen Darmerkrankungen einsteigen wollen, empfehle ich daher mein Buch: *Andreas Ulmichers Morbus Crohn – Colitis ulcerosa Ratgeber: Diagnostik, Therapie, ganzheitliche Behandlung* – dort erfahren Sie einige, auch erstaunliche Dinge, die in ihrer Wirksamkeit weit über die verschiedenen Konzepte richtiger Ernährung hinausgehen.

2. Bestmögliche Nährstoffversorgung contra Darmentlastung

Ich habe vor vielen Jahren mal jemanden in einem Reha-Zentrum für chronisch-entzündliche Darmerkrankungen besucht und war dann ganz erstaunt über die Ernährung, die in diesem Klinikum propagiert und praktiziert wurde: möglichst viele Kalorien, möglichst viele Nährstoffe, um insbesondere den stark untergewichtigen Patienten wieder „auf die Strümpfe zu helfen".

Es war durchaus nichts Ungewöhnliches, dass Patienten dieser Klinik mit allen Optionen für Haupt- und Zwischenmahlzeiten und so kalorienreichen Getränken wie Malzbier auf Tageskalorienzahlen von 4.000 bis 5.000 kamen. Der Chefarzt dieser Klinik erklärte auf meine Fragen hin (ich war damals schon furchtbar neugierig und recherchierte bereits), dass es wichtig sei, dass der Körper „möglichst alle Nährstoffe bekommt, auch wenn der Darm nicht viel oder zumindest nicht alles aufnehmen kann".

Ich habe mit dieser Sichtweise noch heute und hatte es damals erst recht so meine Probleme, denn meine Erfahrung lehrt, dass selbst vordergründig am Verdauungstrakt gesunde Personen bei weitem nicht alles an Nährstoffen aufnehmen (können), die sie ihrem Darm liefern. Gärungs- und Fäulnisdyspepsie, die ja daher kommen, dass Nahrungsbestandteile unverdaut in tiefere Darmschichten gelangen, sind sehr weit verbreitet, auch wenn der Betroffene (aufgrund träger Peristaltik?) nicht viel oder gar nichts davon merkt.

Wie viel schlechter geht es dann erst dem Morbus Crohn Kranken, Wenn der in einer Rehabilitationsmaßnahme vielleicht 4.000 Kalorien in sich „reinstopft" in der Annahme, seine Körpermasse damit bis hin zum Idealgewicht aufbessern zu können? Kurzfristig haben solche Maßnahmen natürlich Erfolg, nur drängt sich die Frage auf, inwieweit diese „Mästung" nicht Schäden verursacht, die zu einem erneuten Schub führen?

Sicher, der Mensch neigt von Natur aus und genetisch zu Völlerei, aber dabei sollten wir nicht vergessen, dass regelmäßige Mahlzeiten eine ziemlich moderne Erfindung sind. Wenn also der Höhlenmensch das *fette* Flankensteak vom Mammut in sich hineingestopft hat, hatte das seinen Sinn, da er nicht wusste, ob er die nächsten vier Wochen zu größeren Mahlzeiten kam. Aber von der modernen Warte mit ihren Zivilisationsproblemen her machen Schon- und Reduktionsdiäten schon ihren Sinn.

Bei den chronischen Darmkrankheiten vor allem natürlich Schon- und Entlastungsdiäten. Ab dem mittleren Verlauf allerdings immer mit einem Auge auf einen möglichen Nährstoffmangel, und insgesamt – sollte das Problem „Untergewicht" bestehen – natürlich auf einen *langsamen* Aufbau, der *natürlich* ist und Betonung auf die Muskelmasse legt.

Wie Sie sich sicher denken können, läuft es (mal wieder?) auf einen Kompromiss hinaus. Man muss dem Darm möglichst viel in einer möglichst leicht verdaulichen Form bieten, denn schließlich benötigt er ja auch die Mikronährstoffe, insbesondere Antioxidantien, um die Entzündung effektiv bekämpfen zu können. Andererseits nützen die Nährstoffe nichts oder nur wenig, wenn beispielsweise eine Histaminintoleranz, eine Glutenunverträglichkeit, eine Unverträglichkeit verschiedener Eiweiße (etwa Milcheiweiß, Eier etc.) vorliegen und mit den „guten Nährstoffen" im Körper Entzündungsprozesse angeheizt werden. Aufgrund derer im Darm so ziemlich alles, nur keine Verdauung stattfindet.

An dieser Stelle macht es daher Sinn, auch einmal über *Nahrungsergänzung* zu reden. Was soll der überernährte, übermästete Darm eines „Gesunden" mit noch mehr Nährstoffen anfangen, wo er die ihm zur Verfügung stehenden gar nicht mehr aufnehmen kann? Bei einer Darmentzündung hingegen geht es um handfeste Mängel, und hier haben wir eine neue Basis.

Normalerweise habe ich mit dem *Wahnsinn*, alle möglichen Formen von Vitaminen, Mineralstoffen, Antioxidantien, sekundären Pflanzenstoffen, Spurenelementen, Aminosäuren etc. zu sich zu nehmen, in der Hoffnung, dadurch gesünder zu werden, nichts am Hut. Denn der Körper nimmt nicht mehr alles auf, weil er *viel zu viel* angeboten bekommt. Hier wäre, bevor man überhaupt Nährstoffe ergänzt, in vielen Fällen erst einmal eine Reinigung und Darmsanierung angebracht.

Anders bei Morbus Crohn (eingeschränkt auch bei Colitis ulcerosa). Aufgrund der Entzündungsvorgänge kann *ein wenig* hier schon zu viel sein, zu viel nämlich für den Darm und dessen sehr begrenzte Verdauungsfähigkeit und Belastbarkeit. Dieses *ein wenig* ist auf der anderen Seite natürlich *zu wenig*, wenn es darum geht, Stoffwechselvorgänge des Körpers optimal am Laufen zu halten. Und an dieser Stelle fängt Nahrungsergänzung an, sinnvoll und interessant zu werden.

In diesem Sinne lautet meine „Optimierungsformel" für Darm und Stoffwechsel, bezogen auf Ernährung und Nahrungsergänzung:

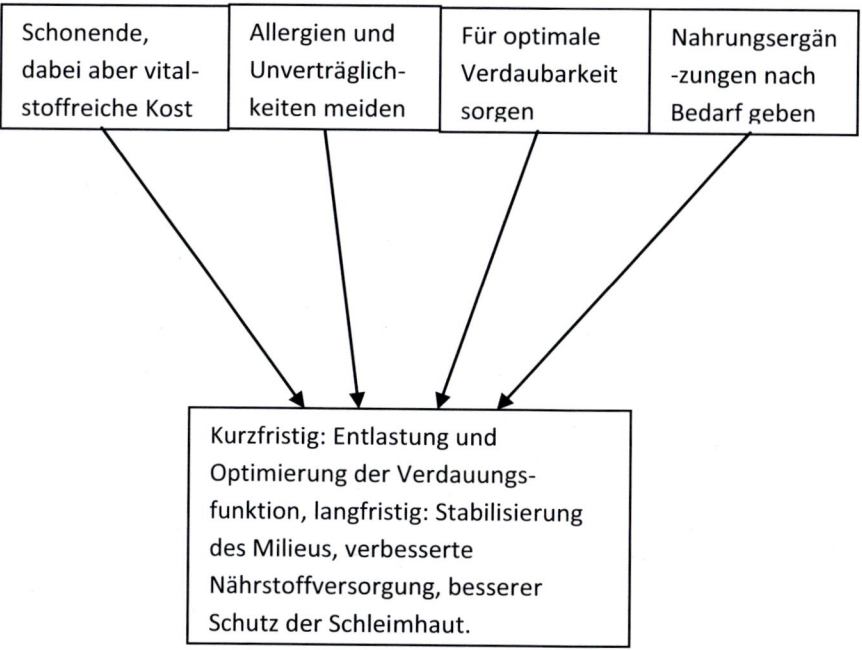

| Schonende, dabei aber vitalstoffreiche Kost | Allergien und Unverträglichkeiten meiden | Für optimale Verdaubarkeit sorgen | Nahrungsergänzungen nach Bedarf geben |

Kurzfristig: Entlastung und Optimierung der Verdauungsfunktion, langfristig: Stabilisierung des Milieus, verbesserte Nährstoffversorgung, besserer Schutz der Schleimhaut.

Ich bin in der Praxis dafür, *zuerst* die Ernährung zu optimieren und dann eventuell mit Nahrungsergänzung die Situation noch weiter zu verbessern. Auf diese Weise erreiche ich *zunächst* eine Schonung und

Entlastung und dann, wenn diese erreicht ist, verbessert sich *automatisch* die Nährstoffversorgung, da der Darm eine bessere Aufnahmefähigkeit hat. Das, was dann eventuell noch fehlt – bei einer umfassenden ganzheitlichen Therapie sind zum Schutz bei Entgiftung und Sanierung eventuell weitere Mikronährstoffe nötig – kann man anschließend noch ergänzen.

Am schwierigsten ist die Situation natürlich für jemanden, der sich gerade im akuten Schub befindet: er kann wenig Nährstoffe aufnehmen, verträgt vieles nicht, verliert durch die Durchfälle ständig Wasser und Mineralsalze, und muss daher sehen, wie er *zunächst* die bestmögliche Darmfunktion wieder herstellt und dabei ausreichend Nährstoffe bekommt. Das ist eine Situation, in der eine Ballaststoffreduktion notwendig wird. Wenn leichtere Beschwerden bestehen oder eine Ruhephase, ist eine Ballaststoffreduktion gegenüber dem hier vorgestellten Maß hingegen nicht notwendig. Wie Sie die Feinabstimmung vornehmen, werde ich Ihnen in Kapitel 6 verraten!

3. „To Leave" – Liste: Diese Nahrungsmittel sollten Sie besser meiden

Unser Einstieg in die *richtige* Ernährung bei chronisch-entzündlichen Darmerkrankungen beginnt mit einer Liste von Nahrungsmitteln und Nahrungsmittelzusätzen, von denen Sie insgesamt eher die Finger lassen sollten. Das erspart mir im weiteren Verlauf des Buchs viele Erklärungen und begründet, warum meine Rezepte einfach und übersichtlich gehalten sind. Es ist wichtig, bestimmte Nahrungsmittel völlig aus der Ernährung zu verbannen und es ist wichtig, bestimmte Nahrungsmittel *wenn es geht* zu vermeiden. Und andere wiederum nur gelegentlich zu sich zu nehmen beziehungsweise wenn die Verfassung es erlaubt. Ich gehe in *diesem* Kapitel nicht auf die in Fertignahrungsmitteln oder Getränken oft vorhandenen E-Nummern, meist Farbstoffe, Konservierungsstoffe, Vitamine und Antioxidantien, ein. Ich habe den E-Nummern ein eigenes Kapitel, nämlich das Kapitel 8, reserviert.

Besonders wichtig ist es für Sie zu wissen, dass viele Nahrungsmittel, von denen ich generell abrate, nicht *sofort* eine negative Wirkung im Darm haben, sondern erst mit der Zeit, wenn Sie diese öfter konsumieren: dann allerdings mit oft ziemlich verheerenden Konsequenzen. Um Ihnen dies zu verdeutlichen, füge ich den Nahrungsmitteln einen kleinen Kommentar bei. Es kann auch sein, dass sich die negativen Wirkungen nicht unbedingt *ausschließlich* auf den Darm beziehen. Aber Sie wollen ja sicherlich *insgesamt* gesünder werden, nicht wahr?

Ich unterteile die Nahrungsmittel in fünf Bereiche:

1. Diese Nahrungsmittel sollten Sie *unbedingt* und *in jedem Fall* meiden
2. Um diese Nahrungsmittel sollten Sie einen Bogen machen, es schadet allerdings nicht, wenn Sie sie *selten* einmal essen
3. Diese Nahrungsmittel sollten Sie nur *gelegentlich* und in kleinen Mengen verzehren und

4. Diese Nahrungsmittel können abhängig von Ihrem Zustand und / oder Ernährungstyp Probleme bereiten, sind aber nicht *generell* problematisch
5. Diese Nahrungsmittel *schaden Ihrem Darm nicht*, können aber Symptome des Unwohlseins bereiten (wobei sie dies auch nicht *müssen*)

Darüber hinaus können sich natürlich individuell Unverträglichkeiten bestimmter Nahrungsmittel ergeben, die aber im Laufe des Buchs, insbesondere in Kapitel 7 „Sonderkostformen" noch ein wenig näher erläutert werden.

1. Diese Nahrungsmittel sollten Sie unbedingt und in jedem Fall meiden!

Das ist die absolute „**No-Go**" Liste. Um diese Nahrungsmittel machen Sie besser einen weiten Bogen, wenn Sie Ihre Gesundheit nicht noch weiter verschlechtern wollen. Etliche dieser Nahrungsmittel verursachen nicht *sofort* Beschwerden, greifen aber tief in die Verdauung ein: sie sind extrem schlecht verdaulich oder vom Körper überhaupt nicht richtig verstoffwechselbar, wobei es durchaus sein kann, dass meine Erkenntnisse mit denen der Wissenschaft kollidieren. Aber Sie müssen das mal so sehen: eben diese Wissenschaft kündigt ja auch seit Jahren vollmundig die „Heilung" der Krankheiten Morbus Crohn / Colitis ulcerosa an und ist diesem hehren Ziel bis jetzt nicht einen Schritt näher gekommen, oder?

Besonders problematisch ist, wenn *Eiweiß* extrem schlecht verdaulich ist oder mit problematischen Fetten verbunden ist, wie bei manchen Wurstwaren. Manche Wurst kann bis zu sagen und schreibe 50% ihrer Kalorien in schlechten, schwer verdaulichen und die Darmschleimhaut potentiell schädigenden Fetten enthalten. Auch stehen in dieser Liste die problematischen Süßstoffe, die bei chronischer Darmentzündung quasi nie vertragen werden.

Hier zunächst die Tabelle mit den Nahrungsmitteln, die Sie wirklich, *wirklich* in jedem Falle meiden sollten!

Nahrungsmittel	Problem	Kommentar
Ultrahocherhitzte Milcheiweiße: Grillkäse, ultra-hocherhitzte Milch(produkte). Ebenso zutreffend: die „schwarzen Stellen" an Grillfleisch	Eiweiße (Proteine) und in gewissem Maße auch Fette, nitrogene Amine	Je länger und höher ein Eiweiß erhitzt wird, umso schwerer verdaulich ist es. Es kann durch Enzyme nicht richtig auf-geschlossen werden und dringt unverdaut in den Dickdarm vor, wo es mittelfristig das Milieu zum Schlechten verändern kann. Verdächtig auf die Auslösung von Darmkrebs. Über den Darm hinaus werden Zellatmung und Stoffwechsel verändert und die natürliche Entgif-tungsfähigkeit des Körpers beeinträchtigt.
Künstliche Süßstoffe: Aspartam, Acesulfam und Cyclamat, Saccharin, Sucralose (Splenda) *sowie alle Dinge, die diese Stoffe enthalten. (z.B. Limonaden, Cola, Diabetiker-„Lebensmittel")*	Phenylalanin, Umwandlung in bedenkliche, krebserre-gende Stoffe bei verändertem Darmmilieu (z.B. Cyclohexamin), Fäulnisflora fördernd (Sucralose)	Aspartam ist von vornherein bedenklich für Menschen mit der Erbkrankheit *Phenylketonurie.* Süßstoffe sind generell schwer abzubauen. In verändertem Darmmilieu kann es zu gefährlichen Spaltprodukten kommen (z.B. krebserregendes Cyclohexamin aus Cyclamat). Alle Süßstoffe greifen in den Insulin- und Zuckerstoffwechsel ein. Alle Süßstoffe führen ab. Sucralose macht den Darm basischer, stärkt die Fäulnisflora und tötet 50% der „guten" Darmbakterien ab!

Harte Alkoholika (Liköre und Schnäpse)	Leberschädigend, Dehydrierend und den Enzym- und Mineralstoffhaushalt verändernd,	Bringt den Wasser- und Mineralstoffhaushalt durcheinander, entzieht dem Körper Natrium, Kalium, Kalzium, Magnesium und Spurenelemente, verstärkt vegetative Erschöpfung und damit Entzündungstendenzen
Öle aus Plastikflaschen, zum Backen und Braten verwendet	Entzündungsfördernde Transfettsäuren, Darmschleimhaut schädigend, den Hormon-Haushalt beeinträchtigend	Fördert in hohem Maße Entzündungen und Allergien sowie Autoimmunreaktionen bei vegetativer Erschöpfung / Parasympathikus-Dominanz, Herz-Kreislaufkrankheit bei Sympathikus-Dominanz
Wurstwaren, die Schweinefleisch *und* Nitritpökelsalz enthalten	Entzündungsfördernde Transfettsäuren, Entstehen von Schwefel- und Salpeter-Verbindungen im Darm bei längerer Darmpassage, schwer verdauliches Eiweiß	Stärkt die fäulnisfördernde Darmflora und bestimmte Keimstämme, die *fakultativ pathogen* sind, d.h. ab einer bestimmten Anzahl die Darmschleimhaut schädigen
„Energy-Shots" und -Drinks	Leistungsfördernde Substanzen wie Koffein, Taurin und Guarana in bedenklicher Konzentration	Verstärkt vegetative Schwankungen und Erschöpfung, entzieht dem Körper Wasser und kann zu Krämpfen und langfristig zu Motilitätsstörungen führen

2. Diese Nahrungsmittel sollten Sie nach Möglichkeit immer meiden, es schadet aber wahrscheinlich nicht, wenn Sie diese *selten* (max. 5x jährlich) essen beziehungsweise trinken

In dieser Liste finden Sie Nahrungsmittel, die schädlich sind für Sie, aber die wahrscheinlich nicht schaden, wenn Sie sie *selten* und *in kleinen Mengen verzehren.* Dabei gehe ich davon aus, dass Sie besser beraten sind, diese Nahrungsmittel grundsätzlich zu meiden, und wenn Sie Wert auf Ihre Gesundheit legen, sollten Sie dies auch tun. In dieser Liste sind weitere Süßstoffe, Zuckeraustauschstoffe, zuckerhaltige Getränke aufgeführt. Die meisten Energie-manipulierenden Getränke wie koffeinhaltiges gehören auch in diese Liste, ebenso wie weitere problematische Eiweiße.

Nahrungsmittel	Problem	Kommentar
Süßstoffe und Zuckeraustauschstoffe, oben nicht aufgeführt (z.B. Sorbit, Sorbinsäure, Thaumatin, Saccharin sowie Mannit, Lactit und Maltit)	Abgesehen von obigen Problemen in abgeschwächter Form (s. unter Süßstoffen) kommt es bei den Zuckeraustauschstoffen zu Reizung der Darmschleimhaut	Alle ab einer bestimmten Menge abführend, Höchstmengen teilweise nicht festgelegt, Darmschleimhaut wird oft irritiert und bei den Zuckeraustauschstoffen kann sich eine Gärungsdyspepsie einstellen oder verstärken
Limonaden und Colas, auch natürlich gesüßt	Abgesehen von den Schleimhäute reizenden Zucker und Säure greifen diese Stoffe in den Zuckerstoffwechsel ein und können den Säure-Base-Haushalt von Bindegewebe und Schleimhäuten verändern. Auch: Kohlensäureproblematik	Schlecht vertragen werden sie in über 90% aller Fälle, rauben dem Körper eher Nährstoffe als dass sie welche liefern, können indirekt den Thiamin-Haushalt (B_1) beeinträchtigen. Stimmungsschwankungen, Energielosigkeit und Konzentrationsstörungen können die Folge sein.

Schweinefleisch, Wurstwaren, insbesondere mit Nitritpökelsalz	Das Schwein ist dem Stoffwechsel nach den Menschen ähnlich und das Eiweiß vom Schwein relativ schlecht verdaulich, dessen Eiweiß spaltet unverdaut im Dickdarm Fäulnisstoffe ab	Es gilt das für Wurstwaren mit Schweinefleisch und Nitritpökelsalz Gesagt in etwas abge-schwächter Form
Erdnüsse	Erdnüsse sind nicht in erster Linie in dieser Kategorie, weil sie schlecht verdaulich sind, sondern weil gerade Erdnüsse mit verschiedenen Arten von Schimmel „verseucht" sind, unter anderem mit dem sehr giftigen *Aflatoxin.*	Aflatoxin wirkt hochgradig Lebertoxisch und greift im Übrigen in den Energiestoffwechsel ein, was langfristig zu Krebs führen kann. Ansonsten sind Erdnüsse meiner Erfahrung nach noch schlechter verdaulich als andere Nußsorten. Auch ist Hartkäse als Eiweiß schwer verdau-lich.
Hartkäse	Auch Hartkäse enthält oftmals Aflatoxine, wenn auch nicht im gleichen Maß wie Erdnüsse.	
Zitrusfrüchte sowie deren Säfte	Zitrusfrüchte haben nicht die gleichen schädigenden „objektiven" Probleme wie andere in dieser Liste aufgeführten Nahrungsmittel, doch die Fruchtsäuren reizen im Verbund mit Fruchtzucker die Schleimhäute des Verdauungstraktes ganz erheblich.	Wer schon einmal einen Durchfall nach Zitrusfrüchten erlebt hat, weiß, dass das sehr unangenehm werden kann. Die Reizung ist stark und wirkt nach dem Genuss noch lange nach, gelegentlich bis zu drei Tagen nach dem Essen dieser Früchte.

Zuckerhaltige Cremes, Konfitüren, Nuss-Nougat etc.	Die meisten dieser Cremes enthalten nicht nur Zucker, sondern auch ungünstige gehärtete Pflanzenfette (Transfette), welche die Schleimhäute des Darms angreifen beziehungsweise dort wie freie Radikale (zellschädigend) wirken. Abgesehen natürlich von den Schleimhaut- und enzymreizenden Wirkungen des Zuckers	Sie werden sich nach Nutella miserabel fühlen – nicht nur, dass diese Cremes schlecht verdaulich sind, sondern auch, dass sie mittel- bis langfristig durch ihre Transfettsäuren das Milieu instabil machen
Margarine und andere gehärtete Pflanzenfette	Gehärtete Pflanzenfette enthalten zu mindestens 1% Transfettsäuren mit vielen gesundheitlichen Nachteilen: neben dem Verdauungstrakt betrifft dies auch das Herz-Kreislauf-System	Mir bekommen bis heute persönlich Butter und Kokosfett wesentlich mehr als Margarine, die mir ein schweres, belastendes Gefühl im Bauch macht.

Allgemeine Anmerkung zu dieser Gruppe 2

Vermeiden Sie möglichst diese Nahrungsmittel und daneben *alle konfektionierten Süßwaren*, auch solche, die nicht unmittelbar ersichtlich in die Gruppe fallen: beispielsweise „gekaufte" Kekse, Bonbons, Kuchen etc., natürlich erst recht „schwere" Süßigkeiten mit hohem Fettgehalt, wie beispielsweise Pralinen. Eine Ausnahme bildet hochwertige Schokolade beispielsweise mit dem GEPA-Siegel, die Sie sich gelegentlich einmal gönnen können.

Selbst hergestellte Süßwaren, bei denen Sie genau nachvollziehen können, was darin enthalten ist, finden Sie in der nächsten Gruppe – in der Nahrungsmittel gelistet sind, die weniger problematisch sind.

3. Diese Nahrungsmittel können Sie *gelegentlich* einmal in moderaten Mengen verzehren

In dieser Gruppe sind Nahrungsmittel aufgelistet, die Ihrer Gesundheit nicht förderlich sind, aber gelegentlich und in moderaten Mengen Ihrer Gesundheit auch nicht schaden. Vorausgesetzt immer natürlich, Sie befinden sich in einem gesundheitlich akzeptablen Zustand. Sollten Sie diesen natürlich „nur" mit Einsatz von Dosen von 30 mg Kortison täglich oder höher beziehungsweise entsprechenden Wirk-Äquivalenten anderer immununterdrückender Präparate halten, empfehle ich auch hier, einen weiten Bogen um diese Speisen zu machen. Ansonsten können Sie sich Nahrungsmittel aus dieser Gruppe ca. alle zwei bis vier Wochen in moderaten Mengen einmal gönnen.

Nahrungsmittel	Problem	Kommentar
„Leichte" Süßspeisen, die Sie selbst hergestellt haben	Das Problem ist hier der Zucker, und natürlich die Tatsache, dass diese Nahrungsmittel Kalorien, aber nicht wirklich Nährstoffe liefern	Neben dem Zucker führt oft noch der Weizen zu (indirekten) Problemen (s. nächster Punkt)
Weizen(produkte)	Weizen ist meiner Erfahrung nach und der Erfahrung vieler Patienten nach schlechter verträglich und verdaulich als alle anderen Getreidesorten, er wird auch öfters in Test zur Feststellung einer zeitverzögerten Allergie öfter eruiert als andere Getreidesorten. (s.u.). Auch die Zusätze in Backwaren – dies betrifft aber alle – sind nicht unproblematisch.	Auch wenn keine Unverträglichkeit auf Getreide-Klebereiweiß mit hineinspielt, berichten Patienten oft über Verschlechterungen beim Stuhlgang beim Genuss von *Weizen*, der bei anderen Getreideprodukten so nicht gegeben ist.

Fruchtsäfte und Schorlen, allgemein, nicht von Zitrusfrüchten	Das Problem mit Säften ist, dass sie zwar die Fruchtsäuren und den Zucker enthalten, nicht jedoch die dazu gehörigen Enzyme und sekundären Pflanzenstoffe der ganzen Frucht, oder jedenfalls deutlich vermindert	Einige Früchte, insbesondere Beeren, Birne und Banane haben gesundheitliche Vorteile für den Kranken aufgrund ihrer sekundären Pflanzenstoffe, die allerdings in den Säften deutlich geringer zu finden sind, v.a. im Verhältnis zu Säuren und Zucker. Daher eher Finger weg. Gegen einen gelegentlichen Genuss der Schorle bei gutem Allgemeinbefinden spricht aber nichts.
Nüsse, allgemein (Ausnahme: Kokosnuss und alle Produkte hieraus)	Trotz wertvoller Inhaltsstoffe (Vitamin E, ungesättigte Fettsäuren) ein Vergnügen, das Sie mit Vorsicht und nur selten genießen sollten. Fette, Eiweiß und Ballaststoffe machen Nüsse in aller Regel schwerverdaulich. „Verheerend" wirken sich Nüsse auch bei Stenosierungen aus.	Die meisten Nüsse sind schwer verdaulich, Schädigungen des Darmes, der Schleimhaut oder des Milieus, sind allerdings nicht zu erwarten. Problematisch wird es bei schlechter Verdauungskraft, wenn Bestandteile von Nüssen unverdaut in den Dickdarm gelangen: massive Blähungsbeschwerden und Koliken können die Folge sein, oft auch Durchfall
Hülsenfrüchte	Organischer Schwefel, Kalium, Spurenelemente und sogar hochwertiges Eiweiß – *eigentlich* ideal. Doch Hülsenfrüchte verlangen eine	Hier läuft wiederum viel auf „Bekömmlichkeit" hinaus. In guten Phasen und gut zubereitet, können diese Lebensmittel den

	optimale Verdauungs- und Enzymkraft zu ihrer idealen Verwertung. Die bei chronisch-entz. Darmerkrankungen nicht gegeben ist	Speiseplan im wahrsten Wortsinne bereichern, aber meist werden sie schlichtweg nicht vertragen
Kreuzblütler, v.a. rohe und nicht vollständig durchgegarte	Alle möglichen Kohlsorten und Brokkoli etc. sind hochwertige Nahrungsmittel, gehen aber bei CED's fast immer nur durchgegart und dann auch bei weitem nicht bei Jedem. Verträglichkeit testen!	Es gilt das Gleiche wie bei Hülsenfrüchten gesagte. Tipp: falls es bekommt: gegarter Rosenkohl ist eine gute Quelle an organischem Schwefel, der bei der Entgiftung hilft!
Milchprodukte	Milchprodukte werden sehr unterschiedlich vertragen, aber von vielen Menschen mit chronischen Darmentzündungen nicht. Was an den komplexen Eiweißen, am Kasein und teilweise auch daran liegt, dass Milchprodukte bei und *mindestens* pasteurisiert sind und daher die Enzyme, die beim Verdauen helfen, abgetötet.	Die theoretische Lösung wären Rohmilch- produkte, wie von einigen US-Ernährungs- experten propagiert, aber extrem problembehaftet. So kann Rohmilch beispielsweise mit EHEC infiziert sein, einem extrem gefährlichen Darmkeim. Wenn Rohmilch, dann nur von einem Bauern, den Sie persönlich kennen (und seine Kühe!)
Eier und Eispeisen	Auch Eispeisen sind nicht sehr leicht verdaulich, nach Aussagen Betroffener wird das Eigelb, das im Übrigen viele Nährstoffe enthält, besser vertragen als das Eiweiß	In den meisten Fällen sollten und werden Sie Eier eher selten verzehren, aber wenn: keine Angst vor Cholesterin! Tipp: mal ein Auge auf so genannte „Omega-3-DHA-Eier" werfen.

4. Diese Nahrungsmittel *können* abhängig von Ihrem Stoffwechsel und Zustand Probleme bereiten, sind aber nicht *generell* problematisch

Für die in dieser Gruppe gelisteten Nahrungsmittel gilt, dass Sie nicht *grundsätzlich* Beschwerden machen *müssen*. Weder akute, aufgrund einer schlechten Verdauung oder spontanen Unverträglichkeit, noch langfristig, indem Sie auf das Milieu einwirken. Sie *müssen* nicht, aber sie *können*. Eine generelle Leitlinie, was Sie wann wie oft essen dürfen oder sogar sollten, gibt es hier nicht. Es kann sein, dass Sie wegen ihres spezifischen Stoffwechsels rotes Fleisch grundsätzlich meiden sollten, es kann sein, dass Sie es gut vertragen und gelegentlich sogar essen sollten, abhängig vom Ernährungstyp. Das Gleiche gilt für Getreide, Obst, und Gemüse. Im kommenden Kapitel wird zwischen dem *basischen* und dem *enzymorientierten* Ernährungstyp unterschieden, wobei das „basisch" nicht so sehr auf die Reaktion der Nahrungsmittel im *allgemeinen Stoffwechsel* anspielt, sondern *im Verdauungstrakt an sich*. Hier die wichtigsten Gruppen:

„Rotes Fleisch"

Rotes Fleisch ist schwerer verdaulich als weißes und enthält außerdem mehr Purine. Auf der anderen Seite enthält es allerdings auch einige Spurenelemente, wie Eisen und Zink, die bei chronisch-entzündlichen Darmerkrankungen besonders wichtig werden können. Vorrangig wichtig ist, dass man nur auf Fleisch allerhöchster Qualität zurückgreifen sollte: biologische Aufzucht und vor allen Dingen *Weide*haltung beziehungsweise *Gras*fütterung. Mastvieh, das mit Getreide und Kraftfutter aufgezogen wurde, produziert hingegen minderwertiges Fleisch und hat auch einen erhöhten Anteil an bestimmten Fetten der Omega-6-Gruppe, welche die Bildung von entzündungsfördernden Prostaglandinen (Gewebshormonen) anregen. Der Begriff „rotes Fleisch" bezieht sich auf folgende Fleischsorten: Rind, Lamm, Kalb, Ziege, Ente, Fasan, Hochwild (Rotwild und Damwild).

Der *enzymorientierte* Ernährungstyp, im nächsten Kapitel besprochen, sollte diese Arten von Fleisch generell meiden. Der *basische* Ernährungstyp kann gelegentlich moderate Mengen dieser Fleischsorten in seine Ernährung mit aufnehmen, sollte aber auf wirklich hochwertige Fleischsorten achten, entweder Wildfleisch oder aus artgerechter Haltung.

„Glutenhaltiges Getreide"

Im Gegensatz zu der im ersten Buch von mir beschriebenen Diät habe ich festgestellt, dass einige Betroffene chronisch-entzündlicher Darmerkrankungen Getreide sehr gut vertragen, viele hingegen Weizen nicht oder nur eingeschränkt vertragen können. Hier stimmt das, was beim roten Fleisch schon angesprochen wurde, quasi mit umgekehrtem Vorzeichen. Vor allem Vollkorngetreide wird oft nur schlecht verdaut und kann beim basischen Ernährungstyp im Dickdarm Probleme auslösen, die schlechte Verdaulichkeit zeigt sich in breiigen, schlecht riechenden Stühlen, sehr klebrigen, kittartigen Stühlen oder schwer ausscheidbaren Kotmassen, die ein „verstopftes" Gefühl machen. Die Stühle sind dann schlecht abwischbar beziehungsweise der Analbereich schwer zu reinigen. Zudem ist der basische Ernährungstyp wesentlich mehr, stärker und öfter von versteckten Allergien belastet als der enzymorientierte Ernährungstyp.

Ich empfehle Ihnen, einen Drei-Tages-Auslasstest zu machen: meiden Sie drei Tage lang die folgenden Getreidesorten strikt: Weizen, Roggen, Gerste, Hafer, Tritikale, Dinkel (enthält *auch* Gluten!), Emmer, Urkorn, Einkorn und Wildreis (das ist der mit den schwarzen Körnern). Beobachten Sie, was in dieser Zeitspanne mit Ihren Stühlen geschieht.

Früchte und Obst

Allergien, Intoleranzen und Unverträglichkeiten beiseite, werden Früchte höchst unterschiedlich je nach Sorte vertragen. Es gibt Früchte, die von vielen bis fast allen Erkrankten gut bis sehr gut vertragen werden, und Früchte beziehungsweise Beeren, die von Erkrankten kaum vertragen werden. Aber für alle Früchte gilt: der *enzymorientierte* Ernährungstyp verträgt sie wesentlich besser und in größeren Mengen als der *basenorientierte* Ernährungstyp. Hier eine kleine Übersicht über die Verträglichkeit:

Überwiegend gut verträglich	Bananen, Heidelbeeren, Mango (nicht alle Sorten, nur vollreif!)
Oft, aber nicht immer gut verträglich	Himbeeren, *frische* Feigen, Melone (außer Wassermelone), Papaya, Birnen, sehr milde Apfelsorten, Trauben (dunkle besser als helle), frische und getrocknete Datteln, Quitten, Granatapfel, Avocado, Sanddorn, Hagebutte, Kaki
Nicht gut verträglich	Kiwi, getrocknete Feigen, Wassermelone (sehr unterschiedlich!), die meisten Apfelsorten, Brombeeren, schwarze Johannisbeeren, Rhabarber, das meiste Trockenobst, Ananas (in sehr begrenzten Mengen!), Pfirsiche, Pflaumen und Zwetschgen, Aprikosen, Mirabellen, Mandarinen (in sehr begrenzten Mengen!)
Fast immer schlecht verträglich	Alle sonstigen Zitrusfrüchte, Stachelbeeren, Erdbeeren (sehr häufig allergische Reaktionen berichtet -> weniger Auswirkungen direkt auf den Darm!)

Allgemein Rohkost

Ab einem bestimmten Grad von Darmbeschwerden, bei Morbus Crohn im Allgemeinen bei einem CDAI ab 60 aufwärts und dem Äquivalent von Colitis ulcerosa (CAI gleich oder über 2) wird Rohkost nicht gut vertragen, da Sie mehr „Verdauungsaufwand" benötigt und zudem die Darmschleimhäute reizen kann.

Generell kommt der enzymorientierte Ernährungstyp besser mit Rohkost zu Recht als der basenorientierte. Aber dies gilt natürlich auch nur dann, wenn keine oder kaum Beschwerden bestehen. Es ist daher zweckmäßig, Rohkost zu pürieren, um besser von ihren Vitalstoffen zu profitieren. Ein Rezept für einen so genannte „Smoothie", den fast jeder verträgt und der sehr viele Vitalstoffe liefert, stelle ich Ihnen in Kapitel 7 vor.

5. Diese Nahrungsmittel *schaden* Ihrem Darm nicht, können aber dennoch *Unwohlsein hervorrufen*

Hülsenfrüchte wie Erbsen oder Linsen gehören zwar auch in diese Kategorie, haben aber eine „durchschlagende" Wirkung und sollten, wie ich es nenne, aus Sicherheitsgründen nur in Phasen allgemeinen Wohlbefindens und dann auch nur selten und wenig verzehrt werden (Wobei ich gute Erfahrungen mit Kichererbsen/-mehl gemacht habe, s. Rezeptteil). Deswegen sind sie unter Punkt 3 unserer „To Leave"-Liste aufgeführt. Es gibt aber noch einige weitere Nahrungsmittel, die im wahrsten Sinne des Wortes eher mit Vorsicht zu genießen sind. Dazu zählen einige Gewürze und Speisepilze. Zunächst einmal eine Listung von Gewürzen und Würzgemüse, nach ihrer Verträglichkeit sortiert:

Sehr gut verträglich	Galgant, Kurkuma, Salbei, Thymian, Petersilie, Safran, Oregano
In aller Regel gut verträglich	Alle Küchenkräuter, nicht in anderen Kategorien genannt, Knoblauch, Schnittlauch, hochwertiges Currypulver (in moderaten Dosen), Steinsalz, Ingwer (in sehr kleinen Dosen)
Mäßig verträglich	Zwiebeln (gegart deutlich besser als roh), Lauchzwiebeln, Knoblauch (roh), weißer und roter Pfeffer, Chilischoten, Würzpaprika, Senf
Eher schlecht verträglich	Muskat, Jalapeño, schwarzer Pfeffer, grüner Pfeffer, Peperoni, Jodsalz, fluoridiertes Salz

Gewürze in Saucenform oder konfektionierte Gewürze und Würzpasten sind in aller Regel bestenfalls mäßig verträglich. Hier wiederum eine kleine Liste:

In geringen Mengen einigermaßen verträglich	Milde Currypasten, Pestosaucen alleine auf Olivenölbasis ohne Käse und Nüsse
Mäßig verträglich, oft problematisch	Alle anderen Pestosaucen, schärfere Currypasten, Tomatenmark (in aller Regel), Paprikapasten
In aller Regel schlecht verträglich	Ketchups, Mayonnaise, konfektionierte Salsa-Saucen und konfektionierte Würzsaucen, die Zucker und / oder Konservierungsstoffe enthalten

Speisepilze enthalten Kalium und einige Spurenelemente, die Vitamine B_1, B_2, B_5, C, D und das Provitamin A, sind aber in aller Regel aufgrund ihres *Chitingehaltes* recht schwer verdaulich und sollten daher eher gemieden werden. Champignons werden von manchen vertragen, Pfifferlinge und Steinpilze eher selten.

4. Wie „tickt" Ihre Verdauung? Brauchen Sie eher eine basenorientierte oder eine enzymreiche Kost?

Mit ausführlichem Test und Auswertung

Wie der Darm „ticken kann", wenn Sie Beschwerden einer chronisch-entzündlichen Darmerkrankung haben

Da ich teilweise bei meiner Arbeit mit dem Synergie-System *Metabolic Typing* arbeite, ergibt sich für meinen Diätansatz, dass nicht, wie bei den meisten Heildiäten üblich, eine bestimmte Ernährung gegen die Krankheitssymptome gerichtet ist (wie auch immer das im Detail hergeleitet sein mag), sondern dass es grundsätzlich *gegensätzliche, aber sich dennoch ergänzende Probleme im Verdauungstrakt gibt, die schlussendlich zu Crohn- bzw. Colitis-Symptomen führen.* Die beiden größten Faktoren, die für eine langfristige Krankheit im Verdauungstrakt sorgen, habe ich in meinem neuen Diätansatz zusammengefasst. Dabei gibt es:

→ Einen enzymatisch gesteuerten Anteil am Verdauungsgeschehen
→ Einen immunologisch gesteuerten Anteil am Verdauungsgeschehen

Probleme mit dem enzymatisch gesteuerten Anteil äußern sich bei einer chronisch-entzündlichen Darmerkrankung überwiegend darin, dass nur *leichte, eiweißarme* Kost einigermaßen vertragen wird, schwere, eiweiß- oder fettreiche Nahrungsmittel hingegen nicht. Diese lösen verstärkt Symptome aus. Auch kann der Betroffene mit kleinen Mahlzeiten besser fahren als mit großen.

Dabei muss man sich Folgendes vorstellen: die Enzyme beziehungsweise Verdauungssäfte vor allem aus dem Magen, aber auch aus der Bauchspeicheldrüse und u.U. die Gallenflüssigkeit liegen in einem Maß vor, welches die Enzym-Verdauungsleistung reduziert, d.h. eines oder mehrere dieser Enzyme sind nicht ausreichend vorhanden. Die Folge ist, dass schwerer verdauliche Nahrungsmittel nicht vollständig enzymatisch aufgespalten in tiefere Darmabschnitte gelangen und dort, „wo sie nicht hingehören" eine Milieuveränderung auslösen – und damit Beschwerden. Dies ist zum Beispiel der Fall, wenn Eiweißbausteine unverdaut in den Dickdarm gelangen. Sie lösen dort eine Eiweiß*fäulnis* aus und damit eine Veränderung des Milieus und der Darmflora, was Beschwerden verstärkt. Ich werde diesen Typ in der Folge als „enzymatische Erschöpfung" kennzeichnen.

Probleme mit dem immunologisch gesteuerten Anteil äußern sich bei einer chronisch-entzündlichen Darmerkrankung überwiegend darin, dass Nahrungsmittel sehr selektiv nicht vertragen werden und dass insbesondere Nahrungsmittel, die Zucker enthalten (in jeder Form) oder relativ schnell zu Zucker abgebaut werden, Beschwerden auslösen. Das ist das typische Bild, dass beispielsweise Getreide, Fruchtsäfte, Obst und natürlich erst recht Zucker nicht vertragen werden. Es kommt gerade bei den chronisch-entzündlichen Darmkranken recht häufig vor. Ich bezeichne dies als „vegetative Erschöpfung" (immunologische Komponente).

Dabei muss man sich das folgende Szenario vor Augen führen: der Dünndarm, vor allem gegen dessen Ende hin (Ileum, also Krummdarm) ist ein Dreh- und Angelpunkt für die lymphatische Abwehr. Stellen sich hier Entgleisungen und Überreaktionen ein, zieht das überwiegend die von den Dünndarmenzymen angeregte Zerlegung verschiedener Zucker sowie die generelle Aufnahme von Nährstoffen in Mitleidenschaft, was sich in Unverträglichkeitsreaktionen äußert. Diese können sehr viel spezifischer sein als bei einem enzymatischen Verdauungsproblem. Zum Beispiel im Sinne von Nahrungsmittelallergien. Neuere naturheilkundliche Forschungen haben zwar auch ergeben, dass Allergien durch Enzymmangel ausgelöst werden können, aber eben niemals *alleine*.

Ausnahmen sind die *selektiven* Nahrungsmittelintoleranzen, Histamin-, Fruktose- und Laktoseintoleranz. Meiner Beobachtung nach kommen die aber dennoch bei immunologisch dominierten Prozessen im Verdauungstrakt vor, beziehungsweise werden durch diese verstärkt. Also ist zumindest zum Teil *vegetative Erschöpfung* mit im Spiel.

Beide Faktoren immer in einem Mischungsverhältnis

Mein neuer Diätansatz ist darauf ausgelegt, dass beide Problematiken in einem individuellen Mischungsverhältnis vorliegen und ein Problem meist dominiert, aber im Gegensatz dazu ein Problem niemals „ganz" ausgeblendet wird. Die mögliche Skala reicht daher eher von „90 zu 10 bis 10 zu 90" als von „100 zu Null bis Null zu 100". Hinzu kommt die *absolute Stärke* der Beschwerden. Diese wiederum hängt davon ab, ob ein *stabiles, ein indifferentes oder labiles Gleichgewicht* im Darm vorliegt, was zum Teil natürlich von außerhalb des Darms (Hormone, Stoffwechsel, autonomes Nervensystem, Säure-Base-Haushalt, eventuell bestehende Vergiftungen) gesteuert wird. Diese Zusammenhänge sind deutlich in meinem Buch „Andreas Ulmichers Morbus Crohn – Colitis ulcerosa-Ratgeber" beschrieben, weswegen ich darauf verweise.

Natürlich kann eine Diät nur so viel Positives im Darm bewirken, wie die Faktoren der Krankheit *im* Verdauungstrakt dominant sind. Klartext: wird die chronisch-entzündliche Darmerkrankung zu 30% vom Verdauungstrakt selbst und zu 70% von außerhalb gesteuert, kann die ideale Diät auch nur 30% Verbesserung bringen – im günstigsten Fall. Wichtig ist, dass sie überhaupt eine Verbesserung bringt, denn „jedes bisschen hilft".

Mein Test, den Sie auf den folgenden Seiten finden werden, ist darauf ausgelegt, das Mischungsverhältnis der beiden Hauptprobleme im Darm zu ermitteln. Die Erkenntnisse darüber ergeben sich aus der Arbeit mit etwa 200 Patienten und vielen Studien und Recherchen im Internet.

Die enzymatischen und immunologischen Anteile am Gesamtgeschehen im Darm lassen sich mithilfe eines Testes ungefähr einschätzen. Es bringt auf jeden Fall langfristig gesundheitliche Vorteile, sein Essverhalten danach auszurichten, zumal die daraus folgenden Ernährungsratschläge *in beiden Fällen* ausgewogen, nahrhaft, schonend und dabei gesundheitsfördernd sind. Selbst wenn Sie sich für Ihren Typ *falsch* ernähren würden, würde die Ernährung wahrscheinlich noch Vorteile gegenüber einer normalen, üblicherweise verzehrten Durchschnittskost bringen. Was Sie aber nicht daran hindern sollte, den

Test zu machen und Ihre Ernährung künftig wenigstens zu 70 bis 80% an den sich daraus ergebenden Ratschlägen ausrichten. Sollte dabei was nicht wie gewünscht klappen, nutzen Sie die Kontaktmöglichkeit (Hinweis am Ende des Buchs) und fragen mich.

Der Test

Bitte beachten Sie, dass Sie sich selbst *keinen* Gefallen tun, wenn Sie beim Test schummeln, mogeln oder die Ergebnisse manipulieren, um für sich selbst „mehr Gesundheit" heraus zu deuten. Es geht hier *nur* um die Feststellung vom enzymatischen Geschehen bzw. immunologischen Geschehen *im* Verdauungstrakt in den *Relativanteilen* zueinander. Bitte *beginnen Sie mit 50 Punkten* und *addieren Sie* zu jeder Frage, die Sie mit a) beantworten, *einen Punkt auf die 50 Punkte auf* und bei jeder mit b) beantworteten Frage *ziehen Sie einen Punkt ab.* Die Ausnahme ist die erste Frage, bei der Sie bitte *5 Punkte aufaddieren beziehungsweise abziehen.* Wichtig ist, dass Sie die Aussage wählen, die Ihrem Zustand und Befinden am *nächsten* kommt. Es muss keine 100%-Übereinstimmung sein, sondern die Antwort sollte auf Sie *eher* zutreffen als die zur Wahl gestellte Alternative.

Beispiel:

„*Thema Milchprodukte: Wie und wie gut vertragen Sie Milchprodukte?"*

a) *Milchprodukte verursachen bei mir Beschwerden, aber Sauermilchprodukte vertrage ich immer* **besser** *als nicht fermentierte Milchprodukte (z.B. Joghurt besser als Vollmilch)*
b) *Unabhängig davon, ob Milchprodukte bei mir Beschwerden verursachen, vertrage ich fermentierte wie Joghurt ungefähr genauso gut wie nicht fermentierte, wie beispielsweise Vollmilch*

Verursacht Milch bei Ihnen Beschwerden, Joghurt aber überhaupt nicht, dann wählen Sie bitte die Aussage a)

DER TEST:

1. Hatten Sie *vor* Auftreten der chronisch-entzündlichen Darmerkrankung eine „immunologische Vorgeschichte"? (Allergien, Neurodermitis, Asthma, entzündliche Gelenkserkrankungen, Histamin-Intoleranz oder Psoriasis) **(5)**

a) Nein
b) Ja

2. Welche Folgen durch Antibiotika-Behandlungen Haben sich bei Ihnen in der Kindheit und Jugend eingestellt? Welcher der beiden Punkte trifft *insgesamt* eher auf Kindheit und Jugend zu? **(1)**

a) Eher Infektabwehrschwäche, immer wieder Erkältungen
b) Eher Allergien und Durchfälle

3. Wie war die Verfassung in Ihrem Darm *vor* den ersten Symptomen der chronisch-entzündlichen Darmerkrankung? **(1)**

a) Eher Neigung zu Verstopfung, wohl immer mal wieder Bauchschmerzen, aber keine Reaktionen auf spezielle Nahrungsmittel, nur Ungesundes und Überessen *allgemein*
b) Schon vorher Neigung zu Durchfällen, spezifische Reaktionen des Darms auf *bestimmte* Nahrungsmittel schon vor dem Auftreten der chronischen Darmentzündung

4. Fieber. Wie waren Ihre Fieberreaktionen vor Auftreten der Erkrankung? **(1)**

a) Besonders bei Infekten gefiebert, dann meist hoch und oft über 38,5°C, immer wieder sogar über 39,0°C
b) Neigte eher zu wenig hohen Temperaturen, wenn Fieber oder erhöhte Körpertemperatur, dann meist im Bereich um 38,0°C, nur selten höher

5. Blinddarm und Mandeln. Sind diese bei Ihnen entfernt? **(1)**

a) Blinddarm und Mandeln sind noch vorhanden
b) Entweder die Mandeln, oder der Blinddarm, oder beide sind chirurgisch entfernt

6. Behandlung mit Kortisonpräparaten **(1)**

a) Kortison-Präparate schlagen bei mir *zeitverzögert* an, meist erst nach einigen Wochen
b) Kortison-Präparate schlagen bei mir nach kurzer Zeit, meist schon einigen Tagen, an

7. Antibiotika während eines Schubes / Krankenhausaufenthalt **(1)**

a) Ich habe bereits festgestellt, dass es mir nach einer Antibiotika-Therapie von den reinen Darm-Symptomen her überraschend schnell besser geht
b) Eine Antibiotika-Therapie macht bei mir rein von den Darm-Symptomen wenig Unterschied

8. Krankheitsschübe zu bestimmten Zeiten **(1)**

a) Ich konnte das Auftreten von Krankheitsschüben bisher nicht an bestimmte Zeiten festmachen, ein Schub kann quasi immer auftreten
b) Schübe treten bei mir bevorzugt zu bestimmten Zeiten auf, beispielsweise im Frühjahr oder Frühsommer

9. Symptome und nervliche Anspannung **(1)**

a) Wenn ich nervlich angespannt bin, spielt mein Bauch unter Bedingungen verrückt, unter denen er normalerweise ruhig ist
b) Schlechte oder bessere Phasen lassen sich durch nervliche Anspannung oder umgekehrt Entspannung kaum beeindrucken

10. Erschöpfungszustände und Symptomverstärkung / Schub **(1)**

a) Die Symptome können sich verschlechtern oder ein Schub
    beginnen, ohne dass ich das anderswo als am Darm bemerke
b) Vor Schüben oder einer Verschlimmerung von Symptomen
    liegt oft oder immer eine augenfällige Phase tiefer Erschöpfung,
    evtl. Beschwerden außerhalb des Darms

11. Enzyme und ihre Reaktion auf den Körper **(1)**

a) Enzyme, Enzympräparate oder enzymreiche Speisen bringen
    eine Verbesserung von Darmsymptomen und
    Entzündungszeichen (wie Fisteln oder im Blutbild)
b) Enzyme, Enzympräparate oder enzymreiche Speisen
    intensivieren Durchfälle und Bauchbeschwerden, z.B. Krämpfe

12. Therapie mit Immunsuppressiva (5-ASA, Azathioprin, MTX)
    (1)

a) Eine Therapie mit Immunsuppressiva führte bei mir zu
    Nebenwirkungen und / oder einer dramatischen
    Verschlechterung des Blutbildes, bevor überhaupt eine
    entzündungshemmende Wirkung eintrat
b) Eine Therapie mit Immunsuppressiva führte bei mir nicht zu
    massiven Nebenwirkungen und / oder einer dramatischen
    Verschlechterung des Blutbildes

13. Färbung von Haut und Schleimhäuten **(1)**

a) Wenn es mir insgesamt nicht gut geht, sind meine Haut,
    eventuell auch meine Schleimhäute, eher blass (Haut: sehr
    blass), bis auf die entzündeten oder gereizten Schleimhäute
b) Wenn es mir insgesamt nicht gut geht, weise ich Hautrötungen,
    besonders an umschriebenen, begrenzten Stellen auf, auch die
    Schleimhäute an Körperöffnungen sind intensiv rot

14. Brechreiz **(1)**

a) Ich reagiere selten auf etwas mit Brechreiz und Brechreiz ist bei mir nur schwer auszulösen, auch im Schub
b) Ich reagiere oft auf etwas mit Brechreiz und Brechreiz ist bei mir grundsätzlich recht leicht auszulösen

15. Fasten, weniger essen oder Nahrungskarenz **(1)**

a) Wenn ich faste, werden allgemein viele Symptome bei mir besser und ich fühle mich vom Bauch her wohler
b) Wenn ich faste, werden bei mir keine Symptome besser, auch nicht im Verdauungsbereich. Ich fühle mich dann schnell insgesamt unwohl, auch psychisch

16. Reaktion auf Essen **(1)**

a) Wenn ich etwas Problematisches esse, reagiert auch relativ schnell der Oberbauch, nicht nur der Darm
b) Wenn ich etwas Problematisches Esse, reagiert der Oberbauch oder Magen kaum oder gar nicht, auch wenn die Reaktionen am Darm intensiv ausfallen

17. Reaktion auf konzentrierte Fruchtsäfte **(1)**

a) Ich reagiere auf konzentrierte Fruchtsäfte, wenn überhaupt, *nur* mit Verdauungssymptomen
b) Ich reagiere auf Fruchtsäfte *auch* mit anderen Symptomen: Unwohlsein, Unruhe, schlechter Schlaf, Kopfschmerzen, Hautjucken, Ausschlag, Luftproblemen

18. Reaktionen auf Nahrungsmittel außerhalb des Darms **(1)**

a) Unabhängig davon, ob ich Symptome im Darm habe, lösen Nahrungsmittel bei mir keinerlei *direkte* Reaktionen außerhalb des Darms aus

b) Unabhängig davon, ob ich Symptome im Darm habe, können Nahrungsmittel auch *direkt* Symptome an Haut, Gelenken, Atmung etc. auslösen

19. Nahrungsmittel – Konserven **(1)**

a) Ob ein- und dasselbe Nahrungsmittel frisch oder als Konserve vorliegt, macht bei mir symptomatische keinen oder zumindest kaum einen Unterschied
b) Auf eine Konserve reagiere ich von der Verdauung oder von sonstigen Symptomen her wesentlich empfindlicher als auf das gleiche Nahrungsmittel, wenn es frisch ist

20. Milchprodukte **(1)**

a) Unabhängig davon, ob ich Milchprodukte vertrage, geht es mir mit Sauermilchprodukten (wie Joghurt) *besser* als mit nicht fermentierten Milchprodukten
b) Unabhängig davon, ob ich Milchprodukte vertrage, geht es mir mit Sauermilchprodukten *nicht* besser als mit nicht fermentierten Milchprodukten

21. Zucker **(1)**

a) Wenn ich Zucker esse, habe ich nicht *sofort* Probleme, sondern Probleme stellen sich nach einer Weile ein, wenn ich *immer wieder* Zucker esse
b) Wenn ich Zucker esse, kommt es binnen kurzer Zeit zu Verdauungsproblemen

22. Essen und Verringerung der Probleme **(1)**

a) Ich habe bereits festgestellt, dass sich meine Gesundheitsprobleme verringern, wenn ich überwiegend vegetarisch und leicht esse

b) Ich habe bereits festgestellt, dass sich meine Gesundheitsprobleme verringern, wenn ich wenig oder kein Getreide und Früchte / Obst zu mir nehme

23. Blutige und / oder schleimige Stühle **(1)**

a) Wenn ich Schonkost esse oder faste, verschwinden Blut und / oder Schleim in aller Regel schnell, die Menge verringert sich in jedem Fall in kurzer Zeit, vor allem im Verhältnis zur Stuhlmenge
b) Wenn ich Schonkost esse oder faste, bleiben Blut und Schleim *im Verhältnis* zu den ausgeschiedenen Stuhlmengen gleich oder werden sogar mehr, verringern sich nur nach einer Weile, wenn kaum noch Ausscheidungen erfolgen

24. Unterzuckerung **(1)**

a) Unterzuckerung und seine Symptome (Kreislaufprobleme, Schweiß, Schwächegefühl etc.) sind bei mir kaum ein Thema
b) Ich habe immer mal wieder Probleme mit Unterzuckerung und seinen Symptomen

25. Vitamin C **(1)**

a) Vitamin C, oder Vitamin C-haltige Nahrungsmittel, lösen bei mir erst ab einer ordentlichen Menge Durchfälle aus (oder verstärken diese), ab ca. 500 mg Vitamin C
b) Vitamin C, oder Vitamin C-haltige Nahrungsmittel, lösen bei mir schon bei kleinen Mengen Durchfall aus oder verstärken diesen deutlich

26. Nachtschattengewächse **(1)**

a) Wenn Gemüse *insgesamt* keine oder nur wenige Beschwerden bei mir macht, vertrage ich auch Nachtschattengewächse (Tomaten, Auberginen, Paprika) ohne Probleme

b) Auch wenn Gemüse insgesamt keine oder nur wenige Beschwerden bei mir macht, habe ich Probleme mit Nachtschattengewächsen

27. Stuhlgang **(1)**

a) Wenn Stuhlbeschwerden bestehen, handelt es sich um faulig stinkende Stühle, die aber den Anus erst reizen, wenn ein paar Mal Stuhlgang hintereinander bestanden hat
b) Wenn Stuhlbeschwerden bestehen und mit Brennen einhergehen, stinken die Stühle überwiegend sauer und vergoren, unabhängig von ihrer „Form". Das Brennen stellt sich oft schon nach dem ersten Stuhlgang ein

28. China-Restaurant-Syndrom **(1)**

a) Auf Glutamat reagiere ich mit Symptomen, die sich nicht auf den Darm beschränken müssen
b) Auf Glutamat habe ich bisher unabhängig von den Darmsymptomen noch keine plötzliche Verschlechterung festgestellt

29. Hunger /Appetit **(1)**

a) Ich habe insgesamt eher wenig Appetit, was aber gelegentliche Heißhungerattacken nicht ausschließt. Der Appetit kommt bei verstärkten Krankheitssymptomen fast vollständig zum Erliegen
b) Unabhängig von meinem Appetit ändert sich dieser kaum, wenn ich Symptome oder symptomarme Phasen habe

30. Psyche – Emotionen **(1)**

a) Unter Stress bin ich hektisch, ungeduldig, aufbrausend und leicht gereizt
b) Unter Stress bin ich verzweifelt, schnell überfordert, traurig und weiß weder ein noch aus

31. Mangelerscheinungen **(1)**

a) Bei mir machen sich mit Verschärfung der Krankheitssymptome recht schnell Mangelerscheinungen bemerkbar: Blässe, Haarausfall, stumpfes Hautbild, spröde, brüchige Nägel, Kreislaufschwäche, Gewichtsverlust, Verschlechterung der Konzentration, Krämpfe etc.

b) Bei mir machen sich Mangelerscheinungen insgesamt nur wenig bemerkbar, außer wenn sehr lange und / oder starke Symptome bestehen

32. Schlaf **(1)**

a) Der Schlaf ist unruhig, ich habe auch ohne Stuhldrang oft in der zweiten Nachthälfte längere Wachphasen, fehlender Schlaf macht sich in Gereiztheit, Kopfschmerz und Konzentrationsschwäche bemerkbar

b) Ich schlafe oft wie betäubt, wenn nachts kein Stuhldrang besteht, fühle mich aber morgens trotzdem nicht ausgeruht, sondern schwer, matt und müde

33. Schwitzen / Schweiß **(1)**

a) Ich schwitze überproportional viel, bei Anstrengung und nachts, auch ohne Fieber und auch außerhalb eines akuten Schubs

b) Ich schwitze kaum, außer bei Fieber oder während eines akuten Schubes

34. Einnahme von Vitaminpräparaten **(1)**

a) Ausgewogene Vitamin- und Mineralstoffpräparate scheinen sich nach einer Weile der Einnahme positiv auf den Darm auszuwirken

b) Ich habe keine positive Wirkung auf den Darm durch Vitamin- und sonstige Nahrungsergänzungspräparate feststellen können, auch nicht bei längerer Einnahme

35. Einnahme von Probiotika **(1)**

a) Probiotische Darmbakterien haben bei mir positive Effekte nach
    einer gewissen Latenzzeit: weniger Stühle, festere Konsistenz,
    weniger Beschwerden
b) Probiotische Darmbakterien verursachen bei mir zumindest zu
    Beginn starke Blähungen, der positive Effekt hält sich auch
    längerfristig in engen Grenzen

36. Krankheitsgefühl **(1)**

a) Das subjektive Krankheitsgefühl ist meist schwächer als die
    objektiven Beschwerden, z.B. beeinträchtigt mich auch hohes
    Fieber über 39,0°C nicht sehr stark
b) Das subjektive Krankheitsgefühl ist meist stärker als die
    objektiven Beschwerden und wirkt sich schon bei mittleren
    Beschwerden körperlich und mental geradezu lähmend auf
    mich aus

**Wie wird der Test ausgewertet und was für eine Aussagekraft
hat das Ergebnis?**

Gehen Sie am Start bitte von 50 Punkten aus, diese sind sozusagen
ihr „Punktekonto". Addieren Sie bei jeder mit a) beantworteten Frage
einen Punkt hinzu und ziehen Sie bei jeder mit b) beantworteten Frage
einen Punkt ab, außer bei Frage 1, bei der Sie bitte fünf Punkte
hinzuzählen beziehungsweise abziehen.

Das Endergebnis hat in jedem Fall eine Zahl zwischen 10 und 90.
Ist die Zahl *größer* als 50, bedeutet das für Ihre Krankheit, dass das
System der Enzyme und Co-Enzyme im Verhältnis stärker erschöpft ist
als das vegetativ-hormonelle System. Liegt das Endergebnis unter 50,
verhält es sich umgekehrt: das vegetative System ist dann stärker
erschöpft als das enzymatische.

Wichtig: die Ergebnisse der Auswertung beziehen sich *nur* auf die
durch eine Ernährung oder Diät im Darm *beeinflussbaren* Faktoren.
Kommt beispielsweise ein genetischer Faktor oder etwas von
umweltmedizinischer Relevanz hinzu, ist dies *über die Ernährung nicht
(oder nur wenig)* zu beeinflussen.

Liegt die Punktzahl am Ende unter 50, wird das Geschehen im Darm wahrscheinlicher von immunologischen Kriterien bestimmt als von enzymatischen, liegt die Gesamtzahl über 50, verhält es sich umgedreht, wobei die Übergänge natürlich gleitend sind.

Erschöpfung des „vegetativen Systems"

Die vegetative Erschöpfung führt zum so genannten „basischen" Ernährungstyp. Ich habe diesen Typ vereinfachend so genannt, weil er sich um eine Kost bemühen sollte, die den Darm möglichst nicht (chemisch beziehungsweise biochemisch-immunologisch) „reizt". Das bedeutet nicht immer, dass die Kost „basisch" sein soll, ich benutze dieses Wort nur vereinfachend in der Richtung, dass man Nahrungsmittel vermeiden sollte, die im Verdauungstrakt selbst entweder sauer reagieren oder eine (wie auch immer geartete) immunologische Reaktion auslösen: das schließt zum Beispiel Nahrungsmittel mit einem hohen Histamingehalt und auch „Histamin-Trigger" aus (wobei diese bei den chronisch-entzündlichen Darmerkrankungen *generell* reduziert werden sollten).

Wenn das vegetative System erschöpft ist, bedeutet das für den Betroffenen, dass die hormonellen Mechanismen, die eine überschießende Immunreaktion natürlicherweise begrenzen, erschöpft sind. Typischerweise schlagen die klassischen Immunsuppressiva von Kortison-Präparaten über Azathioprin und MTX bis zu den 5-ASA-Präparaten umso schneller und besser an, je stärker die Erkrankung von der vegetativen Erschöpfung dominiert wird. Immunologische Reaktionen im Körper sind dann oft „überschießend" d.h. sie sind, gemessen am auslösenden Reiz, *unangemessen* (Allergien und Unverträglichkeiten).

Ich gehe davon aus, dass bei *jedem* Betroffene chronisch-entzündlicher Darmerkrankungen das vegetative System zu einem gewissen Grad erschöpft ist. Wenn Ihre erreichten Punktzahlen deutlich niedriger liegen sollten als 50, beeinflusst diese vegetative Erschöpfung die Erkrankung allerdings *besonders stark*, und Sie sollten Ihre Ernährung danach ausrichten.

Ein Beispiel: eine übliche Fruktosemalabsorption, die nicht ererbte Variante der Fruktoseintoleranz, ist beispielsweise an das Fehlen eines Enzyms gebunden. Aber nicht nur. Denn damit diese sich erst so richtig symptomatisch *im Darm* (!) bemerkbar machen kann, sollte im Dickdarm noch zusätzlich eine Gärungsdyspepsie vorhanden sein. Und diese unterliegt mindestens *zum Teil* immunologischen Mechanismen.

Was für die Praxis bedeutet, dass kleine Mengen Fruktose durchaus noch vertragen werden können – in natürlicher Form. Treten allerdings noch Nahrungsmittel mit einer unmittelbar sauren Reaktion hinzu, also beispielsweise Fruchtsäure, Ascorbinsäure, Essigsäure oder Weinsäure, ist es meist aus mit der Verträglichkeit. Weswegen Sie an Obst eventuell Bananen und vielleicht noch Heidelbeeren vertragen – und damit hat es sich. Ein Boskoop Apfel, *reich* an Fruchtzucker *und* an Fruchtsäuren, bringt Sie mit Sicherheit in Schwierigkeiten.

(Anmerkung: Wer nicht an einer chronisch-entzündlichen Darmerkrankung leidet, muss eine Fruktosemalabsorption überhaupt nicht am Verdauungstrakt bemerken! Ich habe gelegentlich Fibromyalgie, Gelenkschmerz und chronische Müdigkeit beobachtet.)

Für jemanden, der an einer chronisch-entzündlichen Darmerkrankung leidet und im obigen Test weniger als rund 40 Punkte als Endergebnis hat, sind daher Tests auf Nahrungsmittelunverträglichkeiten empfehlenswert. Das können zum Beispiel Tests auf Fruktose- oder Histaminintoleranz sein, Tests auf Antikörper vom Soforttyp (IgE), aber auch vom zeitverzögerten Typ (IgG), wie beispielsweise der SELECT181. Nebenbei erklärt sich dadurch auch, wieso *nicht jeder* auf eine IgG-Auslassdiät positiv reagiert. Doch dazu später.

Bei rund zwei Dritteln aller Betroffenen chronisch-entzündlicher Darmerkrankungen, die ich bisher behandelt oder beraten habe, ist die Erschöpfung des vegetativen Systems stärker gewichtet als die des enzymatischen Systems. Ich würde mich daher nicht wundern, wenn die Mehrheit meiner Leser bei dem Test oben unter 50 Punkten bliebe, d.h. mehr Punkte abgezogen werden als aufaddiert.

Erschöpfung des „enzymatischen Systems"

Das enzymatische System umfasst die Verdauungsenzyme, aber nicht nur. Denn Enzyme sind die „Katalysatoren des Lebens" – sie regeln quasi alle biologischen Prozesse, letzten Endes auch die Immunantwort. Es gibt zehntausende Enzyme. Wenn ich im Folgenden von einer „Erschöpfung des enzymatischen Systems" rede, meine ich damit das System der Verdauungsenzyme *und* die Enzyme und so genannten „Co-Faktoren", welche der Energiegewinnung und der Synthese von organischen Substanzen im Körper dienen, zum Beispiel die Synthese von Hormonen aus Aminosäuren, Fettsäuren, Vitaminen etc.

Beispiel: Gamma-Aminobuttersäure (GABA) beispielsweise ist ein wichtiger Neurotransmitter. Er ist der wichtigste *inhibitorische* Neurotransmitter (Nervenbotenstoff) und hemmt beispielsweise die Ausschüttung von Glucagon in der Bauchspeicheldrüse, und somit indirekt die „Gluconeogenese", die Gewinnung von Zucker aus Aminosäuren. Wenn man es so will, kann man GABA als „hormonelle Exekutive" des parasympathikotonen Zweig des autonomen Nervensystems bezeichnen. Ein Enzym, die Glutamat-Decarboxylase, stellt es aus Glutamat her. Wenn Sie mein Buch „Andreas Ulmichers Morbus Crohn – Colitis ulcerosa Ratgeber" und hier besonders Kapitel 8 gelesen haben, wissen Sie vielleicht schon, dass Glutaminsäure /Glutamat hormonell-vegetativ quasi das *Gegenteil* macht.

Ein Enzym ist es also, das dafür sorgt, dass ein Stoff im Körper, der bestimmte Eigenschaften und Fähigkeiten hat, in nur *einem chemischen Schritt* in einen Stoff verwandelt wird, der quasi die gegenteiligen Eigenschaften und Fähigkeiten hat. Enzyme sind also – nicht nur in der Verdauung – enorm wichtig bei der Regulation des Stoffwechsels.

Wenn das enzymatische System erschöpft ist, sind viele Stoffwechselfaktoren, die der Erholung, Regeneration und dem Aufbau des Organismus dienen, verlangsamt oder gehemmt. Im Bereich chronischer Erkrankungen finden wir eine solche enzymatische Erschöpfung, wenn eine Krankheit beziehungsweise eine Tendenz zur

Krankheit lange Zeit unterdrückt ist, entweder auf natürliche Weise (beispielsweise durch Stress oder eine Dominanz des Stressnervs) oder auf künstliche Weise (beispielsweise durch die Einnahme von Schmerzmitteln, Fiebermitteln, Antibiotika etc.) Wenn Sie den Ratgeber gelesen haben, wissen Sie, dass der Typ eines „Immunschwäche-Crohn" oder einer „Immunschwäche-Colitis", hergeleitet in Kapitel 4, große Übereinstimmung mit dem Typ der „enzymatischen Erschöpfung" hat.

Dieser Ernährungstyp sollte das *Verhältnis von Enzymen* zu Eiweiß und Fetten und allgemein schwerer verdaulichen Nahrungsmitteln optimieren, denn seine Verdauungskraft ist auch ohne eine Entzündung durch die Erkrankung geschwächt. Damit meine ich nicht, dass dieser Typ möglichst viele Enzyme über die Ernährung zuführen sollte, sondern dass er im *Verhältnis* beispielsweise zu Eiweiß und auch zu Fett, das er isst seine Zufuhr an Enzymen erhöht: was *auch* heißen kann, dass er die Anteile an schwer verdaulichen Nahrungsmitteln reduziert. Wenn Sie diesem Typ entsprechen sollten und eine bestimmte Menge an Enzymen brauchen, um beispielsweise eine Eiweißmenge von 30%, bezogen auf eine Mahlzeit, optimal zu verdauen, aber diese Enzymmenge Ihren Darm reizt (Enzyme *brennen*!), dann müssen Sie die Eiweißmenge vermutlich auf ca. 20% reduzieren, um ihrer Enzymkapazität angepasst zu sein. Insgesamt bedeutet dies: leichtverdauliche Kost!

Zusammengefasst: worauf kommt's an?

	Enzymatische Erschöpfung	Vegetative Erschöpfung
Problem	Enzymmangel führt zu einer Verdauungsschwäche, die die Belastbarkeit des Darmtrakts einschränkt.	Unangemessene Reaktion auf immunologische Reize, Allergien und Unverträglichkeiten
Lösung	Die Ernährung muss der Enzymkapazität angemessen sein. Die Kost ist leichtverdaulich, schonend und eher Eiweiß- und fettarm	Die Ernährung muss immunologischen Faktoren Rechnung tragen (beispielsweise allergen- und histaminarm) sein .

Der Testwert ist *kein* absoluter Wert!

Wenn Sie in dem Test beispielsweise eine Punktzahl von 70 erzielen, bedeutet das *nicht*, dass Ihr Enzymsystem zu 70% erschöpft ist und das vegetative System nur zu 30, sondern das sind *relative* Bezüge, die Ihnen helfen sollen, für sich herauszufinden, was im Moment für Sie am wichtigsten ist. Sie können Ihren Schwerpunkt in der Erschöpfung des Enzymsystems haben und dennoch ist das vegetative System hinreichend erschöpft, dass Nahrungsmittelintoleranzen und Allergien bestehen. Das heißt in der Praxis, dass Sie zum Beispiel feststellen werden, dass für sie die enzymatische Erschöpfung relevant ist, aber Sie trotzdem keine Nachtschattengewächse vertragen (s.u.)

Das gilt natürlich auch umgekehrt. Wenn Ihr vegetatives System erschöpft ist und ich als Eiweißquelle Weiderind oder Wild empfehle, kann es sein, dass Ihr Enzymsystem trotzdem zu schwach ist, um diese Eiweiße optimal zu verdauen. Weswegen ich meinem Ernährungssystem auch eine *Anpassung an den Entzündungsgrad* beigefügt habe.

Das ist wichtig, wenn Ihr Enzymsystem erschöpft ist

Sie können davon ausgehen, dass Ihr Enzymsystem im Krankheitsprozess eine wichtige Rolle spielt, wenn Sie in dem Test wenigstens **65 Punkte erreicht haben.** Dann sollten Sie diesem Gesichtspunkt in Ihrer Ernährung in jedem Fall den Vorzug geben.

Was bedeutet das konkret?

Um sich mit Ihrer Ernährung möglichst wohl zu fühlen, sollten Sie *auch in Phasen mit wenig oder keinen Beschwerden* darauf achten, dass Ihre Kost leicht ist, relativ eiweiß- und fettarm ist und leicht verdaulich ist. Das trifft auch auf grobe Ballaststoffe zu, was aber keineswegs ausschließt, dass Sie *ein wenig* Ballaststoffe zu sich nehmen sollten.

Sie sollten darauf achten, Ihre auch *ohne Krankheitssymptome* schwache Verdauung im Rahmen Ihrer Möglichkeiten anzuregen. Liegen keine chronisch-entzündlichen Darmerkrankungen vor, versucht man in der Naturheilkunde in einer solchen Situation, mit Bitterstoffen (so genannten „Amara"), Gewürzen und Enzymen die Verdauungsleistung zu verbessern. Vielleicht kennen Sie das Gefühl, dass „würzige" Nahrung Ihren Gaumen anregt, Ihnen „das Wasser im Mund zusammenläuft". Das trifft auf feine Schärfe und würziges Aroma zu.

Wie auch immer, bei einer chronisch-entzündlichen Darmerkrankung kann hier selbst *ein wenig* bereits *zu viel* sein. Insgesamt sollten Sie Gewürze, Bitterstoffe und enzymreiche Kost allerdings deutlich besser vertragen als jemand, dessen vegetatives System erschöpft ist. Hier den richtigen Punkt zu finden, ist nicht ganz einfach. Beachten Sie daher auch meine Ausführungen zum Thema *würzen*.

Relativ eiweiß- und fettarm

Als enzymorientierter Ernährungstyp sollten Sie Ihre enzymatische Verdauungskraft und die Nahrungsmittel, die Sie essen, in Balance bringen. Kohlehydrate sind leichter verdaulich als Eiweiß und Fett. Da Sie wenig Enzyme und wenig Verdauungskraft haben, aber mit einer chronischen Darmentzündung auch nicht übermäßig viele Enzyme in der Ernährung vertragen, sollten Sie insgesamt eher wenig Eiweiß und Fett verzehren. Wenn Sie einen Teller vor sich stehen haben, sollten maximal ein Fünftel bis ein Viertel von Eiweiß „bedeckt" sein und maximal weitere 3% sollten Fett sein (wobei eiweißreiche Nahrung ja auch Fett enthält).

Allerdings sollten Sie auch darauf achten, dass Sie zu *jeder* Mahlzeit etwas Eiweiß bekommen. Denken Sie dabei mal an das so genannte „kontinentale" Frühstück: das besteht fast ausschließlich aus Kohlehydraten. Mal davon abgesehen, dass die Kombination beispielsweise aus Stärke, Zucker und Fruchtsäure sowieso gesundheitlich ungünstig ist (Stichwort: Marmeladenbrot), sollten Sie auch zum Frühstück eine kleine Menge Eiweiß verzehren. Ei und Milchprodukte können dabei problematisch sein, aber Ihr Typ verträgt beispielsweise (Natur-) Joghurt in aller Regel besser als Vollmilch oder Käse. Weitere Beispiele für Eiweiß zum Frühstück wären für Ihren Typ ein Stück Forelle oder sonstigen fettarmen Fisch (Achten Sie darauf, ob

Sie Geräuchertes vertragen!) oder ein Stück Pute, oder ein wenig kalten Braten aus Geflügel (keine Wurst!) oder Kalb. Besonders positive Erfahrungen haben einige meiner Patienten mit *fermentierten Sojaprodukten* wie Miso, Natto oder Tempeh gemacht, auch wenn der Geschmack gewöhnungsbedürftig ist. Verwenden Sie nur wenig Fett. Ich kann mich in meiner Kindheit an den Spruch: „Die Butter aufs Brot kratzen" erinnern. Ein Vorteil ist es, wenn Sie fett bei der Ernährung mit Nahrungsmitteln kombinieren, die bei der Fettverdauung helfen, z.B. Artischockenherzen.

Leichtverdauliche Kohlehydrate

Natürlich sollte die Ernährung Ihnen immer ausreichend Energie (hier im Sinne von Kalorien zu verstehen) vermitteln. Mit Ihrer Verdauungsschwäche und den Einschränkungen bei Eiweiß und Fett brauchen Sie leichtverdauliche Kohlehydrate, um dem Körper genügend Energie zuzuführen. Die besten Kohlehydratquellen sind meiner Erfahrung nach Reis und Dinkel, gefolgt von Hirse und Kartoffel. Ich finde Reis leichter verdaulich als Kartoffeln, und die Mehrheit meiner Patienten sieht das ebenso. Individuell kann es natürlich anders sein, das ist eine Frage der persönlichen Präferenz.

Parboiled Reis hat den Vorteil, dass er die meisten in Naturreis vorkommenden Nährstoffe enthält, aber wesentlich leichter verdaulich ist und weniger Ballaststoffe enthält. Wird Naturreis gut vertragen, ist dem natürlich der Vorzug zu geben. Kartoffeln kommen nur in der klassischen Zubereitung als Pell- oder Salzkartoffeln in Frage, Kroketten und Klöße respektive Knödel erweisen sich in der Verdauung schon als etwas problematischer, von frittierten Kartoffelspeisen wollen wir lieber gar nicht erst anfangen.

Sie sollten in jedem Falle auch Gemüse und Obst sowie Salate verzehren (in dieser Reihenfolge), wobei der Ist-Zustand Ihres Darms die Menge bestimmt. Es sind in jedem Falle mehr Gemüse- und Obstsorten erlaubt als beim „basischen Ernährungstyp" mit der „vegetativen Erschöpfung", Einschränkungen gibt es aber individuell.

Speisen, die bei der Fettverdauung helfen, sollten Teil Ihres Speiseplans werden

Speisen, die Ihnen bei der Fettverdauung helfen, sollten Sie besonders dann essen, wenn eiweißhaltige Nahrungsmittel mit ins Spiel kommen, die auch Fett enthalten: Rauke, Löwenzahn, grüne Oliven (am besten sind die, die nicht entbittert sind!), Chicorée, Artischocken. Sie können auch versuchen, diese Nahrungsmittel zusammen mit etwas Eiweißreichem zu verzehren, um dann mit einigen Minuten Zeitabstand die Kohlehydrate als „Sättigungsbeilage" folgen zu lassen (sehr gut kauen ist hier besonders wichtig).

Obst: viel erlaubt, aber individuelle Unverträglichkeiten beachten

In der Theorie können Sie als enzymorientierter Typ viele Obstsorten verzehren, sollten aber darauf achten, was *Sie individuell nicht vertragen*. Achten sollten Sie auch darauf, keine Obstsorten zu verzehren, die große Mengen an Obstsäure und / oder Fruchtzucker enthalten. Vermeiden sollten Sie *in jedem Fall* die folgenden Fruchtsorten:

- Zitrusfrüchte, aller Art (die sehr milden Sorten können selten gegessen werden, wenn Sie diese vertragen, z.B. Mandarinen – aber das ist sehr selten der Fall)
- Stachelbeeren
- Kiwi, Karambolen, Kapstachelbeeren

In geringen Mengen und nur gelegentlich können Sie diese Obstsorten bei Vertragen verzehren (verbieten sich im „Schub"!):

- *Rote* Johannisbeeren (die schwarzen sind durch ihren Anthocyan-Gehalt besser!)
- Aprikosen (erstaunlich viel Fruchtsäure, aber wenig Fruktose – s. Tabelle!)
- Pflaumen und Zwetschgen (abführende Wirkung)

- Erdbeeren (Achtung: viele allergische- und Unverträglichkeitsreaktionen beobachtet!)
- Rosinen und *Trockenfrüchte* aller Art (Ausnahme: getrocknete Papaya)
- Ananas macht meistens ab einer geringen Menge (ca. 50-100g) Probleme

Während Birnen quasi durch die Bank gut verträglich sind, gibt es bei Äpfeln gewaltige Unterschiede. Die zugleich säuerlichsten sowie mit einem hohen Fruchtzuckergehalt versehenen Äpfel sind *Boskoop*. Gala Royal haben einen geringen Säuregrad und Fruchtzuckergehalt. Auf der nächsten Seite sehen Sie eine Tabelle mit dem Fruchtzuckergehalt verschiedener Obstsorten / 100g. Fruchtzubereitungen und Säfte zum Vergleich.

Tipp: Fruchtzucker wirkt abführend und kann zudem reizend auf die Darmschleimhaut wirken. Außerdem löst er ab einer bestimmten Menge, übertragen auf einen Menschen von 75 kg Körpergewicht ab 30 g / Tag gelegentlich ungünstige Stoffwechselreaktionen aus. Versuchen Sie daher die Menge auf weniger als 30 g / Tag zu beschränken. Beachten Sie bitte auch den „Fruchtsaft-Test" auf Seite 74!

Interessant: Probleme mit dem Säure-Base-Haushalt und Fruktose (Fruchtzucker)

Im Winter und Frühjahr 2010 ist in Naturheilkundekreisen eine Studie eines Arztes aus Iowa bekannt geworden, der nachgewiesen hat, dass Fruchtzucker ab einer bestimmten Menge und unter bestimmten Umständen eine *Erhöhung der Harnsäurewerte zur Folge haben kann.* Naturheilkundevertreter der so genannten „Low-Carb" Bewegung (worunter beispielsweise die Lutz-Diät fällt) haben die Untersuchung gleich aufgegriffen und betreiben damit verschärft „Anti-Fruktose-Propaganda". Meiner Meinung nach dürften sich die Probleme zumindest bei natürlichem Fruchtzucker aber einzig und allein auf die „Eiweißtypen" nach dem Metabolic-Typing-System beschränken (s. Wolcott, Fahey, Königs: „Essen was mein Körper braucht" – Literaturverzeichnis!).

Die Fruktosetabelle:

Rosine	31,6	Wassermelone	3,9
Apfel getrocknet	27,3	Banane	3,4
Apfelgelee	27,1	Heidelbeere	3,4
Dattel getrocknet	24,9	Stachelbeere	3,3
Feige getrocknet	23,5	Litschi	3,2
Kirschmarmelade	21,7	Brombeere	3,1
Preiselbeeren in Dosen	20,5	Himbeersaft	3,1
Brombeermarmelade	20,0	Johannisbeere schwarz	3,1
Heidelbeermarmelade	19,9	Johannisbeere weiß	3,0
Erdbeermarmelade	18,7	Mandarinensaft frisch	3,0
Himbeergelee	18,3	Preiselbeere	3,0
Himbeermarmelade	13,8	Mango	2,6
Marillenmarmelade	13,5	Ananas	2,5
Pflaume getrocknet	9,4	Johannisbeere rot	2,5
Hagebuttenmarmelade	8,9	Orange	2,5
Traubensaft	8,3	Erdbeere	2,3
Kaki	8,0	Grapefruit	2,1
Granatapfel	7,9	Himbeere	2,0
Apfelmus	7,5	Pflaume	2,0
Pfirsich getrocknet	7,4	Artischocke	1,8
Trauben	7,4	Tomate	1,4
Hagebutte	7,3	Zitrone	1,4
Birne	6,8	Honigmelone	1,3
Apfelsaft	6,5	Mandarine	1,3
Kirsche (süß)	6,1	Tomaten (Dose)	1,3
Apfel	5,8	Pfirsich	1,2
Sauerkirschsaft	5,2	Aubergine	1,0
Marillen getrocknet	5,0	Zitronensaft	1,0
Aprikosen getrocknet	4,9	Aprikose (Marille)	0,9
Kiwi	4,6	Kaktusfeige	0,6
Kirsche (sauer)	4,3	Bambussprossen	0,4
Mirabelle	4,3	Papaya	0,3
Grapefruitsaft	4,2	Avocado	0,2

Gemüse: keine Einschränkungen, außer die individuellen

Für den enzymatischen Ernährungstyp gibt es bei Gemüse im Prinzip keine Einschränkung – außer die der individuellen Verträglichkeit. Auch wenn Ihnen eine Zwiebel nicht *schadet*, können Sie doch mit Sicherheit davon ausgehen, dass Sie eine rohe Zwiebel nicht *vertragen*, da sie schon beim Gesunden Blähungen verursacht. Um eine kleine Übersicht zu gewähren, habe ich die gängigen Gemüsesorten nach *Bekömmlichkeit* und *gesundheitlichem Nutzen* (für Darmpatienten!) tabellarisch sortiert.

	Bekömmlichkeit gut	Bekömmlichkeit mittel	Bekömmlichkeit schlecht
Gesundheitlicher Wert gut*	Rosenkohl, rote Bete, Gemüsekürbis, Feldsalat, Mangold, Stangensellerie, Knollensellerie, Artischocke, Topinambur	Spinat, Grünkohl, Brokkoli, Blattkohl, Rotkohl, Sprossengemüse: Alfalfa oder Sojasprossen, Chicorée	Sauerkraut, Weißkraut, Linsen, allgemein Hülsenfrüchte, Rettich, Radieschen, Zwiebeln, Schalotten, Knoblauch, Ingwer, Speisepilze
Gesundheitlicher Wert ordentlich*	Gelbe Rüben, Karotten und Pastinaken, Freilandgurke, Fenchel, Dill, Blumen-kohl,	Wirsing, Aubergine, Kopfsalate, Melonen, Kohlrabi, Spargel, Zucchini, Kresse, Tomaten (geschält)	Paprika, Tomaten, grüne Bohnen
Gesundheitlicher Wert mittel*	Salatgurke, Okra,	Würzpaprika	Peperoni, Chilis und weitere scharfe Nachtschattengewächse

Der gesundheitliche Nutzen bezieht sich dabei auf das *Nährstoffprofil*, das Betroffenen von Verdauungsleiden am meisten entgegenkommt, die Verträglichkeit allerdings zumindest bei allen Arten von Gemüse, die nicht Blattgemüse sind, auf gedünstete oder gekochte Form. Blumenkohl oder Brokkoli sind roh schon für die meisten gesunden Zeitgenossen schwer verdaulich, erst recht natürlich für Patienten chronisch-entzündlicher Darmerkrankungen!

Spotlight: Roh vs. gekocht

Ich habe die Erfahrung gemacht, dass im Schnitt (die Rohköstler unter meinen Lesern mögen mir das verzeihen) die Zubereitung mehr ausmacht als das Nahrungsmittel an sich, also beispielsweise die „schlecht verträgliche" Zwiebel sanft gedünstet besser vertragen wird als beispielsweise die „gut verträgliche" rohe Karotte. Die Unterschiede, wenn Sie ein Nahrungsmittel dünsten, in jedem Fall erhitzen, und wenn Sie es roh verzehren, sind in vielen Fällen so gewaltig, dass das subjektive Gefühl beim Umgang mit rohem beziehungsweise gekochtem Gemüse den IST-Zustand annähert: (fast) in jedem Falle büßt ein zubereitetes Nahrungsmittel 40 bis 50% seines Nährwertes ein, die Verdaulichkeit gerade beim Darmkranken wird allerdings im Gegenzug um 200 bis 300% verbessert. Bedeutet im Klartext: Zu 90% haben Sie mehr davon, wenn Sie Ihr Gemüse *garen*! Es gilt wie immer: Ausnahmen bestätigen die Regel... (vielleicht machen Sie mal einen Selbstversuch, den ich aber nur in der absolut schubfreien Zeit empfehle: essen Sie drei gedünstete Brokkoliröschen an einem Tag, drei rohe an einem anderen – gut kauen! – und beobachten Sie jeweils am Folgetag die Reaktionen!). Mehr zum Thema Rohkost dann in Kapitel 7!

Gemüse ist in jedem Falle wichtig für Sie, und richtig zubereitet und richtig zusammengestellt sehe ich auch keine Probleme, es sei denn, Sie befinden sich gerade in einem Schub von „mindestens mittlerer Größenordnung".

Probieren Sie, ob Sie Getreide vertragen

In angemessener Menge, Form und Zubereitung können und sollten Sie Getreideprodukte verzehren. Damit weiche ich von meiner eigenen Lehre aus dem ersten Buch ein Stück weit ab, in dem ich empfohlen habe, glutenhaltige Getreidemehle sowie –produkte so weit es geht zu vermeiden. Dies gilt allerdings hauptsächlich für den enzymorientierten Ernährungstyp. Sie können sowohl Getreide an sich als auch getreide*ähnliche* Lebensmittel verzehren, zu Letzteren gehört beispielsweise der (glutenfreie) Buchweizen. Getreide und getreideähnliche Nahrungsmittel, glutenhaltig und glutenfrei, sollten rund 25 bis 35% der Menge Ihrer täglich verzehrten Nahrungsmittel ausmachen (folgende Tabelle für den enzymorientierten Typ).

	Glutenhaltig	Glutenfrei
I.a.R. gut verträglich	Dinkel, Hafer, Urkorn, Einkorn, Emmer, Wildreis	Buchweizen, Reis (Parboiled)
Ordentlich bis mittel verträglich	Roggen, Gerste, Tritikale,	Hirse, Quinoa, Amaranth
Eher nicht gut verträglich	Weizen	Mais, Reis (Natur-)

Bei Getreideprodukten sollten Sie nicht unbedingt auf Vollkornprodukte oder auch nur „möglichst vollkornreiche" Nahrungsmittel gehen, obwohl die natürlich absolut gesehen Vorteile haben. Es ist ein wenig wie mit rohem und gekochtem Gemüse. Die Nachteile von „Vollwert" Getreideprodukten wiegen die Vorteile nicht auf, auch wenn Sie nur leichte Beschwerden haben. Bei der sowieso schon eher schlechten enzymatischen Spaltung werden tiefere Darmschichten mit den Getreide-Ballaststoffen sehr belastet, was sich meiner Beobachtung nach in ziehenden und krampfartigen Beschwerden und Stuhlentleerungen bemerkbar macht, wobei die Stühle nicht einmal besonders durchfall-artig oder flüssig sein müssen. Das beobachte ich besonders bei Knäckebrot.

Mehr Nährwert: Backwaren mit Natursauerteiggärung

Falls Sie einen Bäcker in der Nähe haben sollten, der dies anbietet: greifen Sie bei Backwaren möglichst auf solche, die einer Natursauerteiggärung unterzogen wurden, zurück. Der Grund sind die inaktiv gemachten Phytate (Phytinsäure), die bei industrieller Herstellung der Backwaren vorhanden sind und die Nährstoffaufnahme von einigen Mineralstoffen und Spurenelementen behindern: beispielsweise Kalzium, Kalium, Magnesium, Eisen, Phosphor, Selen, Zink und einige weitere Spurenelemente. Sie werden auch feststellen, dass echtes Sauerteigbrot leichter verdaulich ist und dass Sie hier eventuell sogar Vollkornbrot vertragen können (*nicht* im Schub!), das Sie sonst nicht so gut vertragen.

Teigwaren und Co.: Greifen Sie überwiegend auf Dinkel und glutenfreie Produkte zurück

Bei Teigwaren wie Nudeln empfehle ich, entweder auf reine Dinkelprodukte oder aber auf die immer häufiger angebotenen glutenfreien Teigwaren zurückzugreifen – in den meisten Supermärkten gibt es mittlerweile „glutenfrei-Abteilungen". Z.B. die Firma Hammermühle hat sich auf glutenfreie Teig- und Backwaren spezialisiert.

Kartoffel vs. Reis

Kartoffeln sind als Pell- oder Salzkartoffeln in aller Regel gut verträglich, werden aber im Schnitt ein wenig schlechter vertragen als parboiled Reis.

Kartoffeln sind reich an Nährstoffen. Bei Pellkartoffeln stecken die meisten Nährstoffe in der Schale: Die Vitamine B 1-3, 6 sowie Vitamin C, Fluorid, Phosphor und Kalzium, Mangan, Eisen, Kupfer und Magnesium. Ich beobachte auf Pellkartoffeln, die mit Schale verzehrt werden, ähnliche Reaktionen wie bei Vollwertgetreide: die Neigung zu krampfartigen Peristaltik-Wellen ist erhöht. Allerdings bin ich der Überzeugung, dass zumindest in der beschwerdefreien Phase geringe

Mengen der (gut gewaschenen) Schale von Pellkartoffeln gut vertragen werden. Es bleibt wieder mal nur eines: ausprobieren!

Die Vorteile von Parboiled Reis

Parboiled Reis hat gegenüber weißem (geschältem) Reis und gegenüber Naturreis einige Vorteile: das Parboiling-Verfahren sorgt dafür, dass rund drei Viertel der ursprünglich im Spelz („Silberhäutchen") vorhandenen Nährstoffe erhalten bleiben, da diese vor dem Schälen durch das Dampfdruckverfahren beim Parboiling ins Innere des Reiskorns gedrückt werden. Somit ist der Reis deutlich nährstoffreicher als geschälter, weißer Reis und deutlich besser verdaulich als Naturreis, und damit für chronisch-Darmkranke der optimale Kompromiss.

Nährstoff-Überraschung Hirse

Sollten Sie neben der chronisch-entzündlichen Darmerkrankung an Beschwerden des Bewegungsapparates leiden, fassen Sie öfter mal eine Mahlzeit mit Hirse statt Getreide, Reis oder Kartoffel ins Auge: denn Hirse liefert einige bemerkenswerte Nährstoffe und Spurenelemente, die der Kräftigung des Bewegungsapparates und des Bindegewebes dienen: zum Beispiel organisch gebundene Kieselsäure (Silizium). Dazu kommen die Spurenelemente Phosphor, Fluor, Schwefel, Eisen, Zink, die Mineralien Kalium, Magnesium (100 g Hirse liefern erstaunliche 170 mg Magnesium!) und die Vitamine B_1, B_2, B_3, B_5, B_6 und das B_{17} (wenn auch nur in absolut winzigen Spuren).

Weizen – auch vom enzymorientierten Ernährungstyp nicht immer vertragen

Normalerweise sollte es mit Getreide, also auch mit Weizen, keine Probleme geben. Allerdings gibt es mit Weizen gelegentlich auch beim enzymorientierten Ernährungstyp mehr Probleme als mit anderen Getreidearten. Das liegt daran, dass die immunologische Komponente ja nicht automatisch komplett wegfällt, wenn die enzymatische dominant ist, und die meisten Menschen immunologisch sensibler auf Weizen reagieren als auf Roggen, Dinkel oder Hafer. Während ich bei den meisten Betroffenen des überwiegend enzymorientierten Ernährungstyps bei den anderen Getreidearten grünes Licht gebe, empfehle ich, beim Weizen zu probieren und eventuell damit Zurückhaltung zu üben.

Spotlight: Gluten ja oder nein?

Es gibt einen simplen Test, den ich selbst eruiert habe, um die Verträglichkeit von Gluten zu testen: den „Abwischtest": essen Sie drei Tage lang keine glutenhaltigen Speisen und beobachten Sie am dritten Tag, wie oft Sie beim Stuhlgang „wischen müssen", um den After zu reinigen. Dann lassen Sie drei Tage Gluten zu, und beobachten ebenfalls am dritten Tag das Ergebnis. Jenseits von Gluten / Getreide sollten Sie an allen Tagen ähnlich und insgesamt eher fettarm essen (eine fettreiche Ernährung kann das Ergebnis verfälschen).

„Schmiert" es stärker nach den Gluten-Tagen, sollten Sie mit dem Getreide-Klebereiweiß Zurückhaltung üben. Der Hintergrund: außer „Zöliakie" und „nicht-Zöliakie" gibt es noch Facetten dazwischen, die so genannte „Glutensensitive Enteropathie", bei der gewisse Mengen Klebereiweiß, aber eben nicht viel, vertragen werden.

Eiweißträger: eher wenig und nur leichtverdauliches Eiweiß

Eiweiß (Protein) und seine Bausteine, die Aminosäuren, haben wichtige Funktionen im Körper: diese betreffen besonders den Aufbau von Körpergewebe, aber auch bestimmte Funktionen des Immunsystems. Der Darm muss unterschiedliche Mengen von Eiweiß „puffern" können, dass es möglichst wenig Schaden anrichten kann, wenn Eiweiß aus der Nahrung mal nicht richtig verdaut ist: er muss es immunologisch puffern können – über das darmassoziierte lymphatische Gewebe, und er muss es von seinem Milieu puffern können: vor allem, wenn sich im Dickdarm nicht vollständig verdautes Eiweiß befindet, aus welchen Gründen auch immer.

Für den enzymorientierten Ernährungstyp ist vor allen Dingen der zweite Punkt wichtig: es sollte so wenig Eiweiß wie möglich unverdaut in den Dickdarm gelangen. Deswegen müssen Sie sich insgesamt mit

Eiweiß zurückhalten und nur leichtverdauliche Eiweiße verzehren. Wenn Sie sich vor Ihrem geistigen Auge einen Teller vorstellen: achten Sie darauf, dass die Menge an Eiweiß (beispielsweise ein Stück Fleisch) *maximal 25%* der gesamten Mahlzeit ausmacht – von der Menge her, nicht vom Kalorienanteil her (der ist höher, da Eiweiß meist eine höhere Energiedichte hat zumindest als komplexe Kohlehydrate beispielsweise in Gemüse). Optimal sind zwischen 20 und 25%.

Meiden Sie „rotes" Fleisch

Zu den „roten" Fleischsorten zählen: Ente, Rind, Schwein, Wild, Lamm. „Rotes" Fleisch enthält nicht nur mehr Purine als „weißes" (wie beispielsweise Pute oder Huhn), es benötigt auch mehr enzymatische „Arbeit", um in seine Bestandteile aufgespalten zu werden und ist demzufolge schwerer verdaulich: die Gefahr ist größer, dass unverdaute Anteile in den Dickdarm gelangen (und eventuell kurzfristig zu einer Verstärkung der Beschwerden, langfristig zu einem neuen Schub führen) als bei einer vergleichbaren Menge weißen Fleischs.

Rotes Fleisch verbietet sich bei Ihnen langfristig noch aus einem weiteren Grund: es regt das „vegetative" System an und kann damit indirekt Ihren Enzymhaushalt noch mehr ins Ungleichgewicht bringen, sowie indirekt ein Stoffwechselungleichgewicht verursachen, das die Krankheitssymptome verstärken kann. Sie sollten wenn, dann nur *ganz selten* (2-3 x pro Jahr) Rind, Lamm oder Wild verzehren und auf Schwein oder Ente möglichst ganz verzichten – sie sind schwer verdaulich.

Eine gute Eiweißquelle: *fermentierte* Sojaprodukte

Vegetarier schätzen Tofu als einen guten pflanzlichen Ersatz für tierisches Eiweiß. Tofu ist allerdings ein *nicht-fermentiertes* Sojaprodukt und deswegen problembehaftet: es enthält neben Phytaten (s.o.) auch noch Goiterogene, die das hormonelle Gleichgewicht stören, insbesondere der Schilddrüse und der Hirnanhangdrüse. Fermentierte Sojaprodukte sowie gekeimtes Soja (Sprossen) haben diese Stoffe nicht mehr beziehungsweise sie sind durch Enzyme inaktiv. Dann ist Soja in der Tat eine hochwertige Eiweißquelle. Z.B. Natto, Miso, Tempeh, Sojasauce und Sojasprossen.

Natto hat außerdem noch den Vorteil, dass es hochwertiges, organisches Vitamin K_2 liefert (Menachinon-7) und damit einen wichtigen Faktor, der sich auf Gefäße, Knochen, Knorpel und nicht zuletzt das Blutbild sowie die Blutgerinnung auswirkt, ein wichtiger Faktor bei Colitis ulcerosa, bei der die körpereigene Vitamin K-Produktion mitunter zum Erliegen kommt (was die Tendenz zu verstärkten Blutungen erklärt).

Ich habe die Erfahrung gemacht, dass Sojaprodukte, auch fermentiert, manchem subjektiv Unbehagen bereiten. Davon abgesehen ist es wirklich eine empfehlenswerte Nährstoffquelle.

Milchprodukte – wenn, dann besser auf Sauermilchprodukte zurückgreifen

Milchprodukte sind bei chronisch-entzündlichen Darmerkrankungen generell ein Reizthema. Beim enzymorientierten Ernährungstyp gilt: Sauermilchprodukte wie Joghurt werden fast immer besser vertragen als beispielsweise Vollmilch oder Käse. Das liegt daran, dass die Fermentation die enzymatische Aktivität des Körpers fördert, und ein wenig auch daran, dass fermentierte Milchprodukte im weiten Sinne (auch ohne künstlich zugesetzte Darmbakterien) als „Präbiotika" aufzufassen sind, also Substanzen, die das Milieu verbessern.

Insgesamt allerdings sind Milchprodukte schwerer verdaulich als z.B. weißes Fleisch – zumindest für die allermeisten Darmpatienten. Das gilt besonders dann, wenn Milchprodukte hitzebehandelt sind: besonders schlecht verdaulich sind ultrahocherhitzte Milchprodukte, Schmelz- und Grillkäse. Wegen ihrer schlechten Verdaulichkeit und der Tendenz, dass nicht vollständig abgebaute Eiweiße bis in tiefere Darmschichten gelangen, wurden diese Milchprodukte letztens in einem amerikanischen Naturheilkundemagazin als „potentiell krebserregend" eingestuft.

Wenn Sie Milchprodukte verzehren wollen, achten Sie daher darauf, dass diese möglichst nur kurzpasteurisiert sind. Ich empfehle Ihnen, auch darauf zu achten, nur auf Milchprodukte aus ökologischer und nachhaltiger Milchwirtschaft zurückzugreifen.

Pro und Contra zum Thema Hühnerei

In meinem ersten Buch habe ich davon abgeraten, Eier zu essen. Dabei sind Eier eigentlich Nährstoffbomben und die Cholesterin-Hypothese ist zurzeit auf dem Prüfstand. Ich habe in der Zwischenzeit immer mal wieder Ei gegessen und komme erst in letzter Zeit davon ab, da ich mich mittlerweile stark in die vegetarische Richtung orientiere. Eigelb enthält einen Rundumschlag an Nährstoffen (alle Vitamine, außer Vitamin C, zumindest in Spuren), Mineralstoffen und Spurenelementen.

Dennoch sind sie schlechter verdaulich als beispielsweise weißes Fleisch, und das gilt allgemein, nicht nur bei chronisch-entzündlichen Darmerkrankungen. Je länger sie erhitzt wurden, umso schlechter wird ihr Eiweiß verdaut. Ein Problem sind zeitverzögerte Unverträglichkeitsreaktionen, Hühnerei ist ein Eiweiß, das von Menschen mit Allergien und Unverträglichkeitsreaktionen nicht sonderlich gut vertragen wird. Das trifft leider auch auf Menschen mit Morbus Crohn oder Colitis ulcerosa zu. Ich möchte daher von Ei insgesamt eher abraten, es sei denn, sie gehören dem Test nach dem enzymorientierten Ernährungstyp an und sind in einer guten Verfassung beziehungsweise beschwerdefrei. Dann können Sie versuchen, in Grenzen Ei (das Eigelb ist trotz des hohen Cholesteringehaltes von seiner Nährstoffzusammensetzung klar besser als das Eiweiß) zu essen.

Ansonsten rate ich davon ab. Im Rezeptteil werden Sie daher auch keine Rezepte mit Eiern finden.

Zum Thema Fisch

Fisch ist an sich eine wertvolle Quelle hochwertiger Proteine, doch aus verschiedenen Gründen ist Seefisch problematisch (Umweltgifte), wobei die in mittleren Seetiefen schwimmenden Fische offener Kaltwasserarten (Dorsch, Barsch, Kabeljau, Hering, Makrele) sowohl bezogen auf Ihren Nährstoffgehalt als auch auf ihre Belastung mit Umweltchemikalien hin noch am günstigsten sind. Ich empfehle, die Ernährung immer mal wieder durch *mageren* Flussfisch wie Forelle zu bereichern, allerdings sollten Sie auf geräucherten Fisch verzichten. Verzichten Sie auch auf so genannte „Meeresfrüchte", wie Muscheln, Austern, Krabben, Krebs, Hummer, da diese am meisten belastet sind.

Besonders wichtig für den enzymorientierten Ernährungstyp: das Thema Fette

Mit an Sicherheit grenzender Wahrscheinlichkeit dürften Sie bereits festgestellt haben, dass Fette – egal welche – Ihnen nicht sonderlich bekommen beziehungsweise nur bis zu einer bestimmten Menge vertragen werden. Beim Thema „Fett" scheiden sich in der modernen und komplementären Ernährungswissenschaft die Geister. So hatte ich beispielsweise einen längeren E-Mail-Kontakt mit Frau Ulrike Gonder, Autorin des Buchs „Fett!". Sie befürwortet wie viele andere Autoren mittlerweile auch den Konsum der als schädlich angesehenen „gesättigten" Fettsäuren und gerade die kurz- und mittelkettigen gesättigten Fettsäuren können bei Darmerkrankungen *sehr nützlich* sein.

Das Thema „Fett in der Ernährung" hat zwei Seiten: erstens die überwiegend kalorische und die Sache mit der Nährstoffdichte und der Verdauung. Also die Seite: „Fett als Nährstoff". Zweitens die Seite: „Fett als Medizin". Beide Seiten sind für Betroffene chronisch-entzündlicher Darmerkrankungen von großer Bedeutung. Es kommt mal wieder, wie so oft, auf die Verteilung an.

Für Sie als enzymorientierten Ernährungstyp ist die Gewichtung so, dass die Seite „Fett als Nährstoff" eine relativ größere Bedeutung für Sie hat – im Verhältnis zum „basischen" Ernährungstyp oder zur „vegetativen Erschöpfung". Das bedeutet allerdings nicht, dass sie *absolut gesehen* größer ist als die Bedeutung von „Fett als Medizin", denn diese Seite ist für beide Typen von großer Bedeutung.

Das Thema „Fett als Nährstoff" zielt überwiegend auf die Verwertbarkeit absoluter Mengen ab. Diese ist beim enzymorientierten Ernährungstyp kleiner als beim basischen Ernährungstyp. Das Thema „Fett als Medizin" bezieht sich auf die *Verteilung* und den *gesundheitlichen Nutzen* verschiedener Arten von Fett, beispielsweise das optimale Verhältnis von Omega-3-Fettsäuren zu Omega-6-Fettsäuren (beides mehrfach ungesättigte Fettsäuren). Es ist für den

„basischen" Ernährungstyp von stärkerer Bedeutung, denn verschiedene Fette steuern hormonell Prozesse, die Entzündungen, Unverträglichkeiten und Allergien sowie die Durchlässigkeit der Darmschleimhaut gegenüber Fremdstoffen beeinflussen. Ich verweise zu einem generellen Verständnis auf das kommende Kapitel „Ein besonders wichtiges Thema: Fette und Öle".

Insgesamt eher wenig Fett

Mit Ihrem relativen Enzymmangel *und* der schwachen Verdauungskraft des Dünndarms aufgrund von Entzündungen bei Morbus Crohn (im geringeren Maße bei Colitis ulcerosa, bei der meiner Erfahrung nach die Verdauungskraft des Dünndarms allerdings auch häufig geschwächt ist) sind die Absolutmengen an Fett, die Sie vertragen können, wahrscheinlich sehr begrenzt. Unabhängig von der *Art des Fettes*, das Sie essen, werden Sie ab einem bestimmten Level verschiedene Verdauungssymptome entwickeln, die von Völlegefühl über Aufstoßen bis hin zu verschiedenen Formen von Durchfällen reicht, wobei die *Steatorrhoe* („Fettstühle") nicht bestehen muss, aber kann, vor allem wenn die Bauchspeicheldrüse überfordert ist oder ein Kurzdarm- beziehungsweise Malabsorptionssyndrom vorliegt. Hier kommen therapeutisch die kurz- und mittelkettigen Fettsäuren ins Spiel, die beispielsweise den Formula-Diäten wie Fresubin, Biosorb etc. zugefügt werden, um den Körper mit ausreichend Fetten und fettlöslichen Vitaminen zu versorgen.

Fügen Sie einer Hauptmahlzeit keine zusätzlichen Fette zu und verzehren Sie besser keine fettreichen Saucen und „gebundene" Suppen. Benutzen Sie Butter und vor allen Dingen Pflanzenöle mit Omega-6-Fetten sparsam. Erhitzen Sie Speisen ausschließlich in Kokosfett, das bei Erhitzung seine chemische Struktur nicht verändert und daher keine entzündungsfördernden Trans-Fettsäuren abspaltet. Geringe Mengen an selbstgemachter Kräuterbutter können bei den Hauptmahlzeiten der Geschmacksverbesserung dienen.

Es gibt Dinge, die sollten Sie grundsätzlich meiden

Es gibt Dinge in der Ernährung, die Sie grundsätzlich nicht machen sollten. Es handelt sich um Dinge und Kombinationen von Nahrungsmitteln, die Sie vielleicht für ganz normal halten, und die bei einem Gesunden (vordergründig) auch keinen Unterschied im Wohlbefinden machen. Aber vielleicht haben Sie es jahrelang unbewusst so gehalten und könnten allein davon Ihr Befinden enorm verbessern, indem Sie diese Gewohnheiten einfach abstellen.

Die Kombinationen Obst/Sauer/Süß und Stärke sind immer problematisch!

Viele Menschen halten Marmeladenbrot oder Müsli mit Früchten für nichts Problematisches beziehungsweise sogar für gesund. Doch dies ist ein Irrtum. Egal ob Früchte, Marmelade oder auch sonst etwas Süßes: kombinieren Sie es nicht mit Stärke, wie in Brot oder Brötchen. Das Süße oder Saure von Früchten oder Fruchtzubereitungen senkt den pH-Wert im Mund, wodurch das Enzym „α-Amylase" (Sprich: Alpha-Amylase), welches im Speichel ist und die Stärke vorverdaut, inaktiv wird. Damit wird Stärke nicht vollständig verdaut und gelangt unverdaut in den Dickdarm, was Gärungsdyspepsie und damit Durchfälle fördert.

Sollten Sie etwas Süßes, oder Saures essen, was ohnehin nicht sonderlich empfehlenswert ist, warten Sie, bis der saure Geschmack im Mund sich verflüchtigt hat, bevor Sie etwas Stärkereiches essen. Ihr Darm wird es Ihnen danken.

Trinken und Essen ist immer eine problematische Kombination

Ich bin jedes Mal in einem sehr negativen Sinne erstaunt, wenn ich auswärts etwas esse und sehe die Menschen in den Restaurants mit Halblitergläsern von Spezi, Apfelsaft etc., die zum Essen gierig getrunken werden (womöglich noch mit Süßstoff, damit haben Sie die schlimmste vorstellbare Kombination erreicht!). Bedienungen sind ebenso erstaunt über mich, wenn ich zum Essen *nichts* zu trinken bestelle.

Bitte nicht falsch verstehen: Sie sollten trinken, und Sie sollten auch reichlich trinken. Aber nicht zum Essen. Die meisten Menschen halten es für normal, weil es jeder tut. Es ist auch nichts dagegen einzuwenden, zwei, dreimal im Jahr, bei entsprechenden Feierlichkeiten und großem Gelage, das sich über zwei Stunden hin zieht, ein Getränk zu nehmen. Aber nicht in der Mittagspause und auch nicht bei einem normalen Restaurantbesuch.

Wenn Sie zum Essen reichlich trinken, behindern Sie Ihre Verdauungsaktivität, indem Sie Ihre sowieso schon nicht gerade reichlich vorhandenen Enzyme weiter „ausdünnen". Die Folge: noch mehr gelangt unverdaut in tiefere Darmschichten, um dort weiter die Schleimhäute zu reizen und die Entzündung somit zu verstärken. Daher mein dringender Rat: trinken Sie nicht zum Essen, oder so wenig wie möglich. Eine halbe Stunde vor der Mahlzeit und eine Stunde danach sollten Sie, wenn irgendwie möglich, auf Trinken verzichten.

Keine Kombination mehrerer tierischer Eiweiße!

Als enzymorientierter Ernährungstyp sollten Sie mit Eiweiß von vornherein Zurückhaltung üben, erst recht sollten Sie keine zwei verschiedenen tierischen Eiweißtypen miteinander kombinieren, z.B. Fleisch und Milchprodukte, wie in Cordon Bleu. Die Verdauung wird durch diese Kombinationen über die Maßen strapaziert, und Sie handeln sich – wenn nicht sofort, dann mittelfristig – neue Beschwerden ein. In Ihrem eigenen Interesse: essen Sie nur *eine* Eiweißsorte pro Mahlzeit (pflanzliche Eiweiße können Sie kombinieren).

Das ist wichtig, wenn Ihr vegetatives System erschöpft ist

Sollten Sie im Test *40 Punkte oder weniger* erreicht haben, können Sie mit Sicherheit davon ausgehen, dass Ihr *vegetatives System* erschöpft ist. Das bedeutet, dass Ihr Darm-Immunsystem in der Ernährung eine wichtige Rolle spielt, wichtiger als die der Enzyme. In der Theorie heißt das, dass Ihre Verdauungskraft im Normalfalle ausreichen sollte, auf der anderen Seite, dass sich häufig Allergien und Unverträglichkeitsreaktionen gegen bestimmte Nahrungsmittel und

Nahrungsmittelgruppen einstellen und dass der Darm leicht zu einem zu sauren Milieu neigt. Ich habe Ihren Ernährungstyp daher „basischer Ernährungstyp" getauft. Sie sollten Ihre Ernährung nach den folgenden Prinzipien ausrichten:

Insgesamt etwas mehr Eiweiß und Fett

Im Gegensatz zum enzymorientierten Ernährungstyp benötigen Sie einen höheren Relativanteil an Kalzium, Eisen, Zink, Selen und einigen anderen Spurenelementen in der Ernährung, um Ihre Tendenz zu Allergien und Unverträglichkeiten zu reduzieren. Diese Mineralien und Spurenelemente stecken allerdings überwiegend in eiweißreichen Nahrungsmitteln. Sie sollten versuchen, im Mittel auf eine Eiweißmenge (auf dem Teller) von *rund einem Drittel* zu kommen, sprich: Ein Drittel des Teller sollte von einem eiweißreichen Nahrungsmittel bedeckt sein: Fleisch oder Fisch beispielsweise. Falls Sie Vegetarier sein sollten, fahren Sie mit fermentierten Sojaprodukten wie Natto, Miso oder Tempeh am besten.

Allerdings ist Vegetarismus unter rein gesundheitlichen Aspekten nicht optimal: die meisten eiweißreichen pflanzlichen Nahrungsmittel enthalten auch viel Stärke, die im Darm zu einer Gärungsdyspepsie führen kann. Allgemein ist bei Ihnen die Tendenz zur Gärungsdyspepsie und einem „zu sauren" Darm stärker als beim enzymorientierten Ernährungstyp. Auch deswegen brauchen Sie im Verhältnis mehr Eiweiß, welches den Darm basischer macht (wie es dann letzten Endes im Organismus reagiert, ist unterschiedlich und hängt vom Stoffwechseltyp ab, das ist an dieser Stelle auch nicht interessant).

Sie sollten außerdem versuchen, zu jeder Mahlzeit etwas Eiweißreiches zu verzehren, also auch zum Frühstück.

Zurückhaltung mit energiedichten Kohlehydraten und Ballaststoffen

Stärke, besonders Getreide, können zu Problemen führen, aus mehreren Gründen: erstens machen Sie tendenziell saurer, reizen damit den Darm und regen die Peristaltik zu sehr an. Vielleicht haben Sie bereits festgestellt, dass es bei getreidereichem Essen vor dem Stuhlgang zu stärkeren Beschwerden kommt als wenn Sie Getreide stark reduzieren oder verbannen. Zweitens durch ihre Inhaltsstoffe: nicht fermentierte Getreideprodukte (also solche, die nicht einer Natursauerteiggärung unterzogen wurden) reduzieren besonders die Aufnahme von Kalzium durch den Darm, was indirekt Allergien und Unverträglichkeiten verstärken kann. Denken Sie daran: bei einem allergischen Schock oder starken allergischen Symptomen oder auch einer Histaminintoleranz wird *Kalzium* zur Kompensation gegeben. Drittens fördert das energiedichte Getreide die Insulinausschüttung und damit die Einlagerung von Glykogen, was indirekt das vegetative System weiter erschöpft.

Ballaststoffe, vor allen Dingen aus grobem Getreide, fördern die Gärung im Dickdarm. Wenn ein Problem bei der Aufspaltung von Mehrfachzuckern im Dünndarm bestehen sollte (s. hierzu auch das Kapitel über die spezielle Kohlehydratdiät), kann es sogar im Dünndarm zur (hier absolut unerwünschten) Gärung kommen, einhergehend mit heftigen Bauchbeschwerden, Durchfällen und einer Belastung der Leber. Üben Sie deshalb Zurückhaltung bei Ballaststoffen und vor allem bei solchen aus Getreide.

Meiden Sie Gluten so weit wie möglich!

Gluten (Klebereiweiß), ist ein komplexes Eiweiß, das in den Getreidesorten Weizen, Roggen, Gerste, Hafer, Tritikale, Emmer, Urkorn, Einkorn und Dinkel vorkommt sowie in Wildreis vorkommt. Gluten ist relativ schwer verdaulich und löst mit seinen komplexen, nicht weit genug aufgeschlossenen Eiweißstrukturen in den tieferen Schichten des Dünndarms (dem Ileum) immunologische Reaktionen aus, die sich nicht immer *sofort* als eine Unverträglichkeitsreaktion des Verdauungssystem zeigen müssen, sondern auch andere Schleimhäute und die Haut belasten kann. Je weniger Punkte Sie in meinem Test erreicht haben, desto mehr sollten Sie auf Gluten verzichten.

Es existiert ein Zustand, der von der offiziellen Medizin nicht anerkannt ist, der aber zwischen einer „Zöliakie" (auch Sprue genannt), also totaler Gluten-Unverträglichkeit, und Gesundheit liegt. Dieser Zustand ist als *glutensensitive Enteropathie* bekannt, eine

Verdauungsstörung, bei der geringe Mengen an Gluten toleriert werden. Diese kann vorliegen, wenn es zu Morbus Crohn kommt, und eine Enthaltsamkeit gegenüber Getreide-Klebereiweiß kann die Krankheitssymptome deutlich verbessern.

Je mehr Ihr Krankheitsgeschehen von immunologischen Gesichtspunkten bestimmt ist, desto wahrscheinlicher ist dieser Zustand. Deswegen habe ich viele Kranke kennen gelernt, die von einer glutenfreien Diät außerordentlich profitiert haben, aber auch einige, bei denen es keinen Unterschied machte, ob Sie Getreide gegessen haben oder weg gelassen. Machen Sie den Drei-Tage-Test mit dem Gluten auch einmal wie oben beschrieben, und überprüfen Sie auf Blähungen / Darmgase, Konsistenz und Farbe des Stuhls.

Wenn Sie einen Unterschied feststellen sollten, müssen Sie Gluten nicht *völlig* aus Ihrer Ernährung verbannen, wenn Sie keine oder nur leichte Beschwerden haben, sollten allerdings völlig darauf verzichten, sobald die Beschwerden stärker werden.

Optimieren Sie Ihre Eiweißzufuhr *qualitativ*

Nicht nur die Menge an Eiweiß, die Sie verzehren, ist wichtig, vor allem auf die Qualität sollten Sie achten. Das betrifft zum Beispiel ein Ausgewogenes Verhältnis der verschiedenen ungesättigten Fettsäuren zueinander: Omega-3- und Omega-6-Fettsäuren. Fleisch von Wildtieren und Weiderind sowie biologisch gehaltenes, freilaufendes Geflügel haben hier bedeutend bessere Karten als konventionell gehaltene Tiere. Sicher, Tiere haben überwiegend gesättigte Fettsäuren, aber die Anteile der mehrfach ungesättigten Omega-3- zu den Omega-6-Fetten liegen bei 1:3 bis 1:4 für Freilandtiere in artgerechter Haltung oder Wild, wohingegen Sie bei Mastvieh bei 1:20 oder noch ungünstiger liegen.

Essen Sie überwiegend leicht verdauliche Eiweiße und optimieren Sie Ihre Verdauung. Auch bei Ihnen sind Milchprodukte keine gute Idee, Eierspeisen sollten auf ihre Verträglichkeit überprüft werden.

Info: Auslassdiäten

Schwierig bei der ganzen Angelegenheit, für sich herauszufinden, was das Optimale für Sie ist, ist die Tatsache, dass Sie Unterschiede weder *sofort* noch unmittelbar am *Verdauungstrakt* spüren müssen. Es kann vielmehr bis zu einer Woche dauern, bis Sie einen Unterschied in der gesundheitlichen Wirkung an sich merken und dann noch einmal weitere zwei bis drei Wochen, bis *Ihr Darm* den Unterschied registriert. Ich kann mich z.B. erinnern, einer jungen Frau mit der Diagnose *Fibromyalgie* und leichten Verdauungsbeschwerden vor einigen Jahren eine fruktosearme Diät nahe gelegt zu haben. Die Gelenkschmerzen besserten sich in 10 Tagen, die Blähungen verschwanden nach drei bis vier Wochen.

Fette: hier steht der „medizinische" Aspekt klar im Vordergrund

Normalerweise können Sie etwas mehr Fett vertragen als der enzymorientierte Ernährungstyp, natürlich auch abhängig vom Grad Ihrer Beschwerden, allerdings ist die Zusammensetzung der Fette, die Sie aufnehmen, von entscheidender Bedeutung. Abgesehen vom *Verhältnis* von Omega-3-Fettsäuren (entzündungshemmend) und Omega-6-Fettsäuren (im Übermaß entzündungsfördernd) sollten Sie *besonders darauf achten*, die beiden Fettarten nicht zusammen zu bringen: beispielsweise sollten Sie Lachs nicht in Pflanzenöl braten. Der Grund ist einleuchtend: Omega-3- und Omega-6-Fette *konkurrieren um die gleichen Enzyme*, und wenn Sie Fisch (Omega-3) in Pflanzenöl (Omega-6) braten, werden die Omega-3-Fettsäuren schlecht aufgenommen.

Nur im *Verbund*, sprich: wenn *ein* Nahrungsmittel das ideale Verhältnis von Omega-3- zu Omega-6-Fettsäuren enthält, ist die Situation besser. Eine Alternative ist die isolierte Ergänzung von Omega-3-Fettsäuren, wobei dem noch relativ unbekannten Krillöl gegenüber Lachsöl aus umweltmedizinischen Gründen der Vorzug zu geben ist. Lesen Sie mehr über den Nutzen und die Gefahren von Fetten im anschließenden Kapitel.

Obst: nur ganz wenige Sorten in eher geringen Mengen erlaubt

Schwierig wird es beim Thema Obst: Obst gilt *allgemein* als gesund, aber *Sie* dürften es nur schlecht vertragen. Sie sollten sich dabei auf einige, wenige Sorten beschränken und insgesamt nicht zu viel davon essen. Die Sorten, zu denen Sie unbeschwert greifen können, so lange keine oder nur geringe Darmprobleme bestehen, sind:

- Bananen (keinesfalls überreif!)
- Heidelbeeren
- Birnen (allerdings nur die nicht-süßen Sorten: beispielsweise keine Williams Christ!)
- Avocado
- Kaktusfeige

Gelegentlich und in kleinen Mengen können noch die folgenden Obstsorten gewährt werden:

- Äpfel (die nicht süßen oder sauren Sorten, z.B. Cox orange und Gloster, Topas und Red Delicious: wichtig: *schälen!*)
- Mango
- Papaya

Vermeiden Sie unbedingt Säfte und Fruchtzubereitungen und halten Sie sich auch in der Menge bei den genannten Obstsorten zurück. Richten Sie Ihre Höchstmenge an der Fruktosemenge (s. Tabelle beim enzymorientierten Typ) nach dem **Fruchtsaft-Test** aus:

Info: der Fruchtsaft-Test

Den Fruchtsaft-Test habe ich schon einmal in einem Buch beschrieben und ein wenig für chronisch-entzündliche Darmerkrankungen modifiziert. Sie benötigen: ein Glas *milden* Fruchtsafts (z.B. Birne oder ein sehr milder Apfelsaft). Gehen Sie davon aus, dass Sie maximal 30 g Fruchtzucker (Fruktose) pro Tag zu sich nehmen dürfen.

Trinken Sie ein Glas (0,3 l) im Abstand von mindestens 2 Stunden zu einer Mahlzeit, am besten zwischen Mittag- und Abendessen. Bei den folgenden *Symptomen*, die nach dem Trinken auftreten, sollten Sie die tägliche Fruktose-Höchstmenge *reduzieren*:

Aufstoßen	Um 2,5 g
Druck im Oberbauch	Um 5,0 g
Verstärkte Blähungen	Um 5,0 g
Durchfall, am nächsten Tag	Um 5,0 g
Durchfall, am gleichen Tag	Um 7,5 g
Unbehagliches Hungergefühl	Um 5,0 g
Druck im Unterbauch	Um 5,0 g
Krämpfe beim nächsten Stuhlgang	Um 10,0 g

Kommen mehrere Faktoren zusammen, können Sie dabei natürlich auf eine Reduktion von 30 g oder sogar mehr kommen, was natürlich nicht machbar ist. Selbst fruchtzuckerarme Nahrungsmittel enthalten noch einen geringen Anteil an Fruktose, weswegen Sie dann darauf achten sollten, oder im Falle starker Beschwerden, dass Sie insgesamt nicht über 5 g Fruchtzucker pro Tag kommen.

Gemüse – bei einigem an Gemüse sollten Sie Zurückhaltung üben, auch wenn Sie gerade symptomfrei sind

Schwierig und unübersichtlich wird es beim Thema Gemüse. Ich habe die Erfahrung gemacht: die Sorten, die nur schlecht vertragen werden, korrespondieren zu 70% mit den Sorten, bei denen die Zusammensetzung der Inhaltsstoffe das Stoffwechselgleichgewicht so verschieben, dass die eingangs erwähnte „vegetative Erschöpfung" sich noch verstärkt. Typischerweise reagieren die meisten dieser Gemüsesorten „sauer" im Verdauungstrakt, d.h. sie verursachen ein Säuregefühl oder saures Aufstoßen schon im oberen Verdauungstrakt. Prominentestes Beispiel, Sie ahnen es sicherlich: Tomaten!

In der folgenden Tabelle finden Sie Gemüse, Salat und Sprossen nach ihrer Eignung sortiert. Bitte beachten Sie, dass diese Tabelle erstens durch individuelle Unverträglichkeiten erweitert werden muss und zweitens, dass es sich um die optimale Zubereitung und drittens, bei geringen bis gar keinen Krankheitssymptomen handeln muss:

Gut geeignet	Alfalfasprossen, Artischocke, Augenbohne, Avocado, Blattsalat, Blumenkohl, Brokkoli, Karotten, Kartoffeln, Kichererbsen (Mehl), Löwenzahn, Okras, Oliven, Radicchio, Rosenkohl, Sellerie, Spargel, Steckrüben, Süßkartoffel
Mittelmäßig geeignet	Adzukibohne, Aubergine, Bambussprossen, grüne Bohnen, dicke Bohnen Schwarze Bohnen, Endiviensalat, Erbsen, Esskastanien, Feldsalat, Grünkohl, Gurken (alle), Gemüsekürbis, Pfifferlinge, Rotkraut, rote Beete, Sojasprossen, Spinat, Zucchini
Schlecht geeignet	Butterbohnen, Champignon, Weiße Bohnen, Kidneybohnen, Knoblauch, Lauch, Limabohnen, Linsen, Meerrettich, Radieschen, Weißkohl, Weiß- und Sauerkraut, sonstige Speisepilze
Gar nicht geeignet	Alle sonstigen Bohnenarten, die oben nicht aufgeführt, Gewürzpaprika und Peperoni, Paprika, Porree, Tomaten und Zwiebeln

Es gibt Dinge, die sollten Sie grundsätzlich meiden

Wie auch beim enzymorientierten Ernährungstyp, so gibt es auch beim basischen Ernährungstyp Dinge, die Sie meiden sollten, um Ihrer Gesundheit nicht zu schaden. Während der enzymorientierte Ernährungstyp beispielsweise geringe Mengen natürlichen Zuckers aus Frucht- und anderen Lebensmittel*zubereitungen* verträgt, ist dies für den basischen Ernährungstyp in jedem Fall *sehr schlecht*.

Meiden Sie zuckerhaltige Lebensmittelzubereitungen

Und damit meine ich *alle* Zubereitungen von Nahrungsmitteln, die natürlichen, erst recht zugesetzten Zucker enthalten: Konfitüren, Fruchtmus und Kompott, Säfte und Nektare (bis auf den beschriebenen Test!). Sie können begrenzt Früchte essen (und zusammen mit Blattgrün auch pürieren und essen), aber vermeiden Sie Fruchtzubereitungen, die es in Läden zu kaufen gibt, ebenso Säfte und Trockenfrüchte, denn die stören Ihr Gleichgewicht im Verdauungstrakt empfindlich.

Die Kombinationen Obst/Sauer/Süß und Stärke sind immer problematisch!

Viele Menschen halten Marmeladenbrot oder Müsli mit Früchten für nichts Problematisches beziehungsweise sogar für gesund. Doch dies ist ein Irrtum. Egal ob Früchte, Marmelade oder auch sonst etwas Süßes: kombinieren Sie es nicht mit Stärke, wie in Brot oder Brötchen. Das Süße oder Saure von Früchten oder Fruchtzubereitungen senkt den pH-Wert im Mund, wodurch das Enzym „α-Amylase" (Sprich: Alpha-Amylase), welches im Speichel ist und die Stärke vorverdaut, inaktiv wird. Damit wird Stärke nicht vollständig verdaut und gelangt unverdaut in den Dickdarm, was Gärungsdyspepsie und damit Durchfälle fördert.

Sollten Sie etwas Süßes, oder Saures essen, was für Sie sowieso fast immer problematisch ist, warten Sie, bis der saure Geschmack im Mund sich verflüchtigt hat, bevor Sie etwas stärkereiches essen. Ihr Darm wird es Ihnen danken.

Trinken und Essen ist immer eine problematische Kombination

Ich bin jedes Mal in einem sehr negativen Sinne erstaunt, wenn ich auswärts etwas esse und sehe die Menschen in den Restaurants mit Halblitergläsern von Spezi, Apfelsaft etc., die zum Essen gierig getrunken werden (womöglich noch mit Süßstoff, damit haben Sie die schlimmste vorstellbare Kombination erreicht!). Bedienungen sind ebenso erstaunt über mich, wenn ich zum Essen nichts zu trinken bestelle.

Bitte nicht falsch verstehen: Sie sollten trinken, und Sie sollten auch *reichlich* trinken. Aber nicht zum Essen. Die meisten Menschen halten es für normal, weil es jeder tut. Es ist auch nichts dagegen einzuwenden, zwei, dreimal im Jahr, bei entsprechenden Feierlichkeiten und großem Gelage, das sich über zwei Stunden hin zieht, ein Getränk zu nehmen. Aber nicht in der Mittagspause und auch nicht bei einem normalen Restaurantbesuch.

Wenn Sie zum Essen reichlich trinken, behindern Sie Ihre Verdauungsaktivität, indem Sie Ihre Enzyme weiter „ausdünnen". Die Folge: mehr Nahrung gelangt unverdaut in tiefere Darmschichten, um dort weiter die Schleimhäute zu reizen und die Entzündung somit zu verstärken. Daher mein dringender Rat: trinken Sie nicht zum Essen, oder so wenig wie möglich. Eine halbe Stunde vor der Mahlzeit und eine Stunde danach sollten Sie, wenn irgendwie möglich, auf Trinken verzichten.

Keine Kombination mehrerer tierischer Eiweiße!

Als basischer Ernährungstyp können Sie etwas mehr Eiweiß verzehren, aber die Kombination verschiedener tierischer Eiweißtypen ist *in jedem Fall* ungünstig, z.B. Fleisch und Milchprodukte, wie in Cordon Bleu. Die Verdauung wird durch diese Kombinationen über die Maßen strapaziert, und Sie handeln sich – wenn nicht sofort, dann mittelfristig – neue Beschwerden ein. In Ihrem eigenen Interesse: essen Sie nur *eine* Eiweißsorte pro Mahlzeit (pflanzliche Eiweiße können Sie kombinieren).

Auch Milchprodukte sollten keinesfalls mit Frucht kombiniert werden

Es gibt eine einzige Kombination von Milchprodukten mit Frucht, die ich bei chronisch-entzündlichen Darmerkrankungen billigen kann: biologischer Naturjoghurt mit Heidelbeeren. Allerdings gilt dies für den enzymorientierten Ernährungstyp. Für den basischen Ernährungstyp empfehle ich diese Kombination nicht.

Eine kurze Zusammenfassung der wichtigen Punkte für die beiden Typen

Für die Tabelle gilt, dass diese Punkte bei geringen bis keinen Beschwerden zutreffen. Verstärken sich die Krankheitssymptome, gibt es weitere Einschränkungen, die ich in den kommenden Kapiteln besprechen werde:

	Enzymorientierter Typ	Basischer Typ
Eiweiß	Insgesamt wenig Eiweiß, maximal 20 bis 25%. Rotes Fleisch meiden. Bei Milchprodukten Sauermilch wie Joghurt den Vorzug geben. Keinesfalls mehrere tierische Eiweiße in einer Mahlzeit kombinieren.	Insgesamt etwas mehr Eiweiß, ca. 30 bis 35%. Rotes Fleisch in Maßen erlaubt. Weiderind und Wild bevorzugen. Milchprodukte und Eierspeisen generell auf Verträglichkeit testen
Getreide / Stärke	Zurückhaltung bei groben Vollkornprodukten und nicht fermentierten Backwaren, Vorsicht bei Weizen. Gluten-Test machen.	Glutenhaltige Nahrungsmittel möglichst meiden. Hirse, Reis, Kartoffel bevorzugen. Zurückhaltung bei Teigwaren, wenn Backwaren mit Gluten, dann in jedem Falle Natursauerteigbrot.
Gemüse	In der entsprechenden bekömmlichsten Zubereitung (Dünsten, Garen) alles erlaubt, aber Zurückhaltung bei Würzgemüse und Nachtschattengewächsen.	Nachtschattengewächse möglichst ganz meiden (Ausnahme: Aubergine), auf die milden, nicht säuernden Gemüsesorten gehen, Zwiebelgewächse meiden.
Obst	Zitrusfrüchte meiden. Stachelbeeren, Kapstachelbeeren, Karambolen und Kiwi meiden. Erdbeeren: auf die Verträglichkeit achten. Früchte nach Fruktosegehalt wählen. Trockenfrüchte einschränken.	Nur wenige und geringe Mengen Früchte erlaubt: Bananen, Birnen, Heidelbeeren, Birnen, Avocado, Kaktusfeige. Wenig und selten Äpfel (die nicht süßen oder sauren Sorten), Papaya, Mango.
Fette	Fette insgesamt einschränken. Zurückhaltung mit Pflanzenölen. Diese nicht erhitzen. Für ein ausgewogenes Verhältnis von Omega-3- zu Omega-6-Fetten sorgen (1:4 oder besser). Erhitzen am besten mit Kokosfett	Etwas mehr Fette. Keine Angst vor gesättigten Fetten. Für ein ausgewogenes Verhältnis von Omega-3- zu Omega-6-Fetten sorgen (1:4 oder besser). Pflanzenöle mit ihren Omega-6-Fettsäuren so gut es geht meiden. Erhitzen am besten mit Kokosfett

Anderes	Essen Sie eher kleine Portionen und achten Sie besonders auf das Kauen. Vermeiden Sie es, zum Essen zu trinken. Würzen Sie Ihre Speisen moderat, so, dass Ihre Enzyme angeregt werden. Geringe Mengen an natürlicher Süße erlaubt (z.B. Fruchtzubereitungen ohne zugesetzten Zucker).	Vermeiden Sie es, zum Essen zu trinken. Würzen Sie Ihre Speisen mild und achten Sie auf Unverträglichkeiten. Achten Sie insgesamt auf möglicherweise allergisch reagierende Nahrungsmittel und Kreuzreaktionen. Vermeiden Sie möglichst Nahrungsmittel mit natürl. Süße

Was tun, wenn Sie eine mittlere Punktzahl erreicht haben?

Es gibt ja nicht nur bei der Auswertung des obigen Testes unter 40 sowie über 65 Punkten, sondern den Bereich dazwischen: von 41 bis 64 Punkten. Sollten Sie sich in diesem Bereich wiederfinden, passen Sie Ihre Ernährung wie folgt an:

Eiweiß:

Es gelten die Empfehlungen wie beim enzymorientierten Typ (z.B. kein „rotes" Fleisch), aber eine etwas größere Gesamtmenge pro Mahlzeit: etwa 25 bis 30% statt 20 bis 25%.

Stärke / Getreide:

Sie können glutenhaltiges Brot essen, aber nur aus Sauerteiggärung, meiden Sie industriell hergestellte, glutenhaltige Backwaren und Teigwaren.

Gemüse:

Orientieren Sie sich an den Empfehlungen für den enzymorientierten Typ, aber meiden Sie nach Möglichkeit Nachtschattengewächse und hier vor allem Würzgemüse.

Obst:

Zusätzlich zu den für den basischen Ernährungstypus erlaubten Obstsorten dürfen Sie noch Beerenobst verzehren, das einen hohen Gehalt an Anthocyanen aufweist: Himbeere, Brombeere, schwarze Johannisbeere. Essen Sie nur *wenig* Obst, mehr Gemüse.

Fette:

Orientieren Sie sich an den Empfehlungen für den basischen Ernährungstypus, versuchen Sie in der absoluten Menge auf einen Mengenanteil zwischen enzymorientierten und basischem Ernährungstyp zu kommen.

Sonstiges:

Vermeiden Sie überwiegend Speisezubereitungen, die natürlichen Zucker enthalten, gelegentlich geringe Mengen sind aber erlaubt. Vermeiden Sie Speisen und Getränke mit zugesetztem Zucker.

5. Ein besonders wichtiges Thema: Fette und Öle

Wie bereits bei den verschiedenen Ernährungstypen angedeutet, geht es bei Fetten nicht nur um „ein Nahrungsmittel, das schwer verdaulich ist und das man möglichst meiden sollte". Sicher ist: *ganz* ohne Fette läuft nichts im Organismus: Zellen und die Hormone bestehen teilweise aus Fettsäuren, auch für die Darmschleimhaut sind Fette enorm wichtig. Fette haben eine „medizinisch relevante Bedeutung" für die Therapie chronisch-entzündlicher Darmerkrankungen und überhaupt von Entzündungen.

Ich werde dem speziellen Kapitel „Fette" daher ein wenig Raum widmen, auf dass Sie sich in Zukunft ein Bild davon machen können, was Ihnen gut tut, und was nicht. Sie werden staunen, dass ich selbst beispielsweise außer Olivenöl (zum Salat) seit Jahren so gut wie keine Pflanzenöle verzehre und überwiegend *gesättigte Fette* zu mir nehme, neben den mehrfach ungesättigten Omega-3-Fettsäuren aus Fisch, und mich, was den Darm angeht, sehr wohl damit fühle.

Da auch mein Blutdruck kontinuierlich bei 120:80 liegt und ich beinahe täglich *große Mengen* an Blattgrün, Bitterstoffen und Beerenobst, die Nahrungsmittel mit der besten Gefäßgesundheit, verzehre, fürchte ich keinerlei Kreislauferkrankungen und auch kein hohes Cholesterin. Im Gegenteil werde ich im weiteren Verlauf des Kapitels demonstrieren, dass Sie sich, was das angeht, auch gar nicht so sehr vor gesättigten Fetten fürchten müssen.

Allgemeines zum Thema Fette

Fette sind als chemische Struktur zunächst einmal immer gleich aufgebaut: sie bestehen aus einem Glycerin-Rest und drei Fettsäure-Resten. Wodurch sich die verschiedenen Fette unterscheiden, sind die Kettenlänge der Fettsäure-Reste sowie der Sättigungsgrad. Diese beiden Komponenten sagen etwas über den Charakter des Fettes aus, welche Eigenschaften und Funktionen es im Körper hat. Wir unterscheiden:

a) Die Kettenlänge: kurzkettige, mittelkettige und langkettige Fettsäuren

b) Den Sättigungsgrad: gesättigte, einfach ungesättigte und mehrfach ungesättigte Fettsäuren

Die wichtigste Eigenschaft im Bezug auf die Kettenlänge ist die, dass kurzkettige und mittelkettige Fettsäuren überwiegend zur Energiegewinnung genutzt werden, das heißt, sie werden nicht zu Speicherfett, sondern werden vom Körper ähnlich wie „langsam verbrennende Kohlehydrate" genutzt. Die meisten Pflanzenöle und tierischen Fette, die also in Fleisch, Fisch etc. vorkommen, haben langkettige Fettsäurereste. Kurz- und mittelkettige Fettsäuren kommen überwiegend in Kokosfett, Palmfett und Butterfett vor. Kurz- und mittelkettige Fettsäuren können nicht nur zur Energiegewinnung herangezogen werden, sondern haben auch wichtige Eigenschaften an der Darmschleimhaut und damit indirekt am Darm-Immunsystem. Kurz- und mittelkettige Fettsäuren sind der meisten Krankennahrung zugesetzt (Biosorb, Fresubin etc.), weil sie sehr leicht verdaulich sind und vom Körper schnell aufgenommen werden.

Der Sättigungsgrad ist das Vorhandensein (oder nicht-Vorhandensein) so genannter „doppelter Brückenbindungen". Ist keine Doppelbindung zwischen zwei Kohlenstoffatomen, spricht man von einer gesättigten Fettsäure, bei einer Doppelbindung von einer einfach ungesättigten, bei mehreren Doppelbindungen von mehrfach ungesättigten Fettsäuren. Man nennt ungesättigte Fettsäuren auch *essentielle* Fettsäuren: der Körper kann gesättigte Fettsäuren aus (guten) ungesättigten Fettsäuren herstellen, nicht aber umgekehrt. Ungesättigte und gesättigte Fettsäuren haben unterschiedliche Eigenschaften, wobei gesättigte Fettsäuren keineswegs „nur" ungesund und ungesättigte „nur" gesund sind.

Wie viel ungesättigte Fettsäuren braucht der Mensch eigentlich täglich?

Die Antwort ist erstaunlich: nicht sehr viel. Sie brauchen pro Tag nur das an ungesättigten Fettsäuren, was an Fett beziehungsweise Öl auf *einen gestrichenen Esslöffel* passt. Mehr ungesättigte Fettsäuren führen zu keinerlei gesundheitlichen Vorteilen, können aber Probleme mit sich bringen.

Viel wichtiger als die absolute Menge (mehrfach) ungesättigter Fettsäuren ist das Verhältnis der Fettsäuren zueinander: ob diese als Omega-3-Fettsäure oder als Omega-6-Fettsäure vorliegt. Das Verhältnis sollte nämlich 1:4 nicht überschreiten und liegt idealerweise bei 1:3 oder noch besser.

Idealerweise stammen die ungesättigten Fettsäuren aus einer natürlichen Quelle: Samen, Nüsse, Fisch, Wildfleisch. Pflanzenöle sind als Quelle ungesättigter, insbesondere mehrfach ungesättigter Fettsäuren, sagen wir *suboptimal.* Da sich allerdings Menschen mit einer chronisch-entzündlichen Darmerkrankung mit Samen, Nüssen und Ölsaaten, sagen wir, von der Verdauung her schwer tun, sind hochwertige Pflanzenöle eine Alternative – in *geringer* Menge. Es mag seltsam klingen, ist aber Fakt: ich empfehle im Verhältnis eine Ernährung mit mehr *gesättigten* Fettsäuren, insbesondere mittelkettigen Fettsäuren.

Können ungesättigte Fettsäuren, insbesondere mehrfach ungesättigte, auch zum Problem werden?

Gerade die mehrfach ungesättigten Fettsäuren gelten als gesund, insbesondere für das Herz-Kreislauf-System. Mal davon abgesehen, dass der Stoffwechsel bei überwiegend jüngeren Menschen mit chronisch-entzündlichen Darmerkrankungen anders „tickt" als der bei Menschen fortgeschrittenen Alters mit Arteriosklerose oder Schaufenster-Krankheit, können mehrfach ungesättigte Fettsäuren allerdings auch das Gegenteil bewirken – und einigen gesundheitlichen Schaden anrichten, wenn man nicht genau auf folgende Punkte achtet:

1. Man sollte mehrfach ungesättigte Fettsäuren *niemals* erhitzen. Die Erhitzung führt dazu, dass die Strukturen der doppelten Brückenbindungen (s.o.) „aufbrechen" und zur so genannten „Trans-Isomerie" werden. Es bilden sich Trans-Fettsäuren aus. Vielleicht haben Sie diesen Ausdruck bereits gehört. Trans-Fette haben viele nachteilige Eigenschaften für die Gesundheit: sie bilden freie Radikale aus, schädigen Zellen, verändern die Durchlässigkeit von Zellwänden und schädigen die Darmschleimhaut. Viele chronische Krankheiten werden heute auf die (unbewusste) exzessive Zufuhr von Trans-Fettsäuren zurückgeführt, die auch in industriell hergestellten Back- und Süßwaren vorkommen.

2. Die absolute Menge sollte niemals deutlich erhöht werden, denn unabhängig von ihrer Konfiguration (als natürliche oder Trans-Fette) kann auch eine große Menge mehrfach ungesättigter Fettsäuren als *freie Radikale*, also zellschädigend, reagieren. Das gilt insbesondere für die hohe Zufuhr von kommerziellen, fettreichen Saucen.

3. Je mehr ungesättigte Fettsäuren Sie zu sich nehmen, desto schwieriger wird es, den optimalen Anteil von Omega-3- zu Omega-6-Fettsäuren beizubehalten. Sie brauchen auch eine gewisse Menge an Omega-6-Fettsäuren, aber diese bekommen Sie mit normaler Ernährung in jedem Fall ausreichend. Und denken Sie daran: Sie sollten nicht mehr als das Vierfache an Omega-6-Fettsäuren wie als Omega-3-Fettsäuren bekommen. Wird dieses Verhältnis überschritten, führt die vermehrte Bildung von entzündungsfördernden *Prostaglandinen*, das sind Gewebshormone, zur so genannten biochemischen *Entzündungskaskade*. Und die sollte man mit chronisch-entzündlichen Darmerkrankungen ganz sicher vermeiden.

Denken Sie daran: je mehr mehrfach ungesättigte Fettsäuren Sie *insgesamt* zu sich nehmen, umso mehr Omega-3-Fette müssen Sie auch verzehren, um das Verhältnis zu optimieren. Sie werden staunen: das als „besonders gesund" angesehene Distelöl hat ein Verhältnis von Omega-6-Fettsäuren zu Omega-3-Fettsäuren von sage und schreibe *150 zu 1!* Im Folgenden eine Tabelle mit Pflanzenölen und deren Verhältnis vom Omega-6- zu Omega-3-Fettsäuren (aus: *Essen, was mein Körper braucht von W. Wolcott und T. Fahey – Werte gerundet*):

	Omega-6-Fettsäuren	Omega-3-Fettsäuren
Distelöl	150	1
Sonnenblumenöl	120	1
Maiskeimöl	100	1
Weizenkeimöl	6	1
Walnussöl	4	1
Hanföl	3	1
Leinöl	1	4

Von den angegebenen Ölen hat nur Walnussöl ein für die menschliche Ernährung ausgewogenes, Hanföl und Leinöl ein (angesichts der „Überfrachtung" der normalen Ernährung mit Omega-6-Fettsäuren) ideales Verhältnis von Omega-3- zu Omega-6-Fettsäuren zueinander. Und denken Sie daran: es *muss nicht viel sein*, Hauptsache, das Verhältnis stimmt!

Probleme mit pflanzlichen Omega-3-Fettsäure-Lieferanten

Alles in Butter (oder vielmehr Pflanzenölen) mit den „richtigen" Fetten? Nicht ganz: denn die pflanzlichen Omega-3-Fettsäuren haben einen Nachteil: von ihrer Struktur sind Sie sehr anfällig gegenüber Oxidation (ranzig werden), was ihnen ihren Wert raubt und sie vielmehr sogar schädlich macht. Bei Hanföl und Leinöl ist besonders darauf zu achten, diese Öle nur in kleinen Mengen zu verwenden, unter Licht-, Luftabschluss möglichst kühl aufzubewahren und sehr bald zu verbrauchen. Wenn Sie beispielsweise ein Fläschchen Leinöl eine Viertelstunde lang offen bei Zimmertemperatur in der Luft stehen lassen, war es das – das Öl ist wertlos geworden! Ähnliches gilt für das nur wenig robustere Hanföl.

Je mehr mehrfach ungesättigte Fettsäuren *insgesamt*, desto mehr Omega-3-Fette!

Sie bekommen ungesättigte Fettsäuren durch die „normale" Ernährung. Die meisten davon werden die Omega-6-Fettsäuren sein, das ist Fakt. Je mehr sie davon bekommen, desto stärker müssen Sie die Zufuhr von Omega-3-Fetten erhöhen, um auf das angestrebte Verhältnis von 1:4 (oder besser) zu kommen. Wenn Sie nicht gerade in einer insgesamt fettarmen Ernährung auf die Zufuhr von Omega-3-Fettsäuren achten, werden Sie diese wahrscheinlich ergänzen müssen. Hier bieten sich besonders die langkettigen Omega-3-Fettsäuren an, die beispielsweise in Fischöl oder (was besser ist), in Krillöl vorkommen. Die sind chemisch stabil und haben gesundheitlich viele Vorteile, nicht nur für den Darm.

Beispielsweise zeigt eine im Winter 2010/2011 veröffentlichte Studie zu Depressionen, Burnout und dem *Golfkriegssyndrom*, dass die

Betroffenen eine über einen langen Zeitraum zu geringe Zufuhr an DHA (Docosahexaensäure), eine langkettige Omega-3-Fettsäure, hatten. Diese Fettsäure ist wichtig für die Leistungsfähigkeit des Gehirns. Zahlreiche positive Funktionen der Omega-3-Fettsäuren auf die Gelenkgesundheit, die Nervengesundheit (multiple Sklerose!) und die allgemeine Reduktion von Entzündungen werden diskutiert. Daher: das, was Sie an Omega-3-Fettsäuren *brauchen*, hängt davon ab, was Sie *insgesamt* an mehrfach ungesättigten Fettsäuren *bekommen*.

Ein weiteres Problem mit Omega-3- und Omega-6-Fetten

Falls Sie mal eine Dose Fisch geöffnet haben sollten: in den meisten Fischkonserven ist Pflanzenöl. Und das ist keine optimale Kombination. Denn liegen in zwei unterschiedlichen Lebensmitteln unterschiedliche Anteile ungesättigter Fettsäuren vor (Omega-3 im Fisch und Omega-6 in den Pflanzenölen), dann *konkurrieren* diese um dieselben Enzyme – und diese Enzyme verdauen dummerweise die Omega-6-Fettsäuren, wenn beide anwesend sind. Auf diese Weise kann man sich beispielsweise den gesundheitlichen Effekt eines Lachsfilets ruinieren – indem man es in Pflanzenöl brät! (Mal abgesehen davon, dass man Pflanzenöle sowieso nicht erhitzen sollte, s.o.).

Erhitzt man Fisch hingegen in Fetten mit gesättigten Fettsäuren, wie Kokosfett oder Butterfett, wird die Aufnahme der Omega-3-Fettsäuren noch verbessert.

Nahrungsmittel, die beide Arten von Fettsäuren in sich vereinen, machen dieses Problem nicht – so lange das Verhältnis mindestens ausgewogen ist (1:4 oder besser).

Können gesättigte Fettsäuren Vorteile haben?

Gesättigte Fettsäuren machen dick, verengen die Blutgefäße, treiben den Cholesterinspiegel nach oben. Das sind die gängigen Vorurteile. Und keines davon ist richtig. Beispiel Cholesterinspiegel: zu 99% verzehren wir die folgenden drei gesättigten Fettsäuren: Laurinsäure, Stearinsäure und Palmitinsäure. Stearinsäure hat keinerlei messbaren Effekt auf den Cholesterinspiegel, die beiden anderen erhöhen sowohl das „gute" HDL-Cholesterin als auch das „schlechte" LDL-Cholesterin: und zwar um den gleichen Betrag. Vielleicht wissen Sie, dass seriöse Mediziner das *Verhältnis* zwischen LDL- und HDL-Cholesterin als wichtiger einschätzen als die absolute Gesamthöhe. Nun, wenn Sie ein Verhältnis von 40 (HDL) zu 160 (LDL) haben, haben Sie zwar ein „gesundes" Gesamtcholesterin von 200 (nach Aussage von Dr. Douglass, MD aus USA, allerdings ein erhöhtes Risiko für Aneurysmen, also Risse in den Blutgefäßen!), aber ein ungesundes Verhältnis von 1:4 (das Verhältnis sollte idealerweise zwischen 1:2,5 und 1:3,4 liegen) von HDL zu LDL.

Wenn Sie *beides* um 20 Punkte erhöhen, ist es 60 zu 180 – und damit zwar gesamt 240, aber in einem Verhältnis von 1:3 – und damit im idealen Bereich! Sie tun Ihrem Herz-Kreislauf-System also Gutes, wenn Sie mit gesättigten Fetten nicht *allzu* sparsam sind.

Aber das sind nicht die einzigen Vorteile, die gesättigte Fette haben. Denn bestimmte gesättigte Fette können Ihre Darmgesundheit verbessern. Hier tun sich vor allem die mittelkettigen Fettsäuren hervor. Kurz- und mittelkettige Fettsäuren werden vom Dickdarm, wenn er denn gesund ist, sogar gezielt aus Ballaststoffen erzeugt. Kurz- und Mittelkettige Fettsäuren sind nicht an Lipoprotein gebunden und werden nicht als Speicherfett in den Zellen abgelagert, sondern vom Körper wie langsam verbrennende Kohlehydrate behandelt. Besonders trifft dies auf die Fettsäuren im Kokosfett zu.

Caprylsäure, eine mittelkettige Fettsäure, hat eine therapeutische Bedeutung (vgl. hierzu auch mein Buch „Andreas Ulmichers Morbus Crohn – Colitis ulcerosa Ratgeber") und haben besonders im naturheilkundlichen Bereich bereits Nystatin als Antipilzmittel („Antimykotikum") abgelöst. Sie ist ebenfalls in Spuren in Kokosfett vorhanden und hilft auch gegen Parasiten, sowie, die Darmflora nicht zu sehr „ausufern" zu lassen, ein wichtiger Faktor bei beiden chronisch-entzündlichen Darmerkrankungen.

Ein weiterer Vorteil von gesättigten Fettsäuren: Sie ändern beim Erhitzen ihre Struktur nicht und werden somit nicht „denaturiert", also auch nicht gesundheitsschädlich durch Erhitzen wie die mehrfach ungesättigten Fettsäuren. Übrigens: einfach ungesättigte Fettsäuren wie in Olivenöl sind ebenfalls, allerdings eingeschränkt, zum Erhitzen geeignet.

Wichtige Tipps im Umgang mit Fetten – zusammengefasst:

1. Versuchen Sie nicht, möglichst viele ungesättigte Fettsäuren zu bekommen. Erstens ist das nicht nötig und zweitens macht es Ihnen das schwerer, ein ausgewogenes Verhältnis zwischen Omega-3- und Omega-6-Fetten zu erreichen, da die meisten ungesättigten Fette nun mal Omega-6-Fette sind
2. Erhitzen Sie keine Pflanzenöle und –fette (Ausnahme: Kokosfett, Palmfett). Die mehrfach ungesättigten Fettsäuren in den meisten Pflanzenölen bilden bei Erhitzung „Trans-Fettsäuren" aus, die entzündungsfördernd wirken. Eingeschränkt erlaubt ist Olivenöl mit einfach ungesättigten Fettsäuren
3. Wenn Sie ein Omega-3-reiches Nahrungsmittel, wie Fisch, zubereiten, erhitzen Sie es nicht in Pflanzenöl oder bereiten Sie es allgemein nicht in Pflanzenöl zu. Denn Omega-6-Fettsäuren konkurrieren um die gleichen Enzyme wie Omega-3-Fettsäuren. Und werden dabei noch „bevorzugt". Was letzten Endes heißt, dass Sie von den Omega-3-Fetten im Fisch nichts haben
4. Je mehr ungesättigte Fettsäuren sie *insgesamt* verzehren, um so eher empfiehlt sich eine Nahrungsergänzung mit Omega-3-Fetten in Kapselform. Besonders gut geeignet ist Krillöl.
5. Nüsse sind zwar eine natürliche Fettquelle, aber abgesehen von ihrer schlechten Verdaulichkeit enthalten Sie überwiegend Omega-6-Fette, und sind daher bei chronisch-entzündlichen Darmerkrankungen allgemein keine gute Idee, zumal viele Unverträglichkeiten, Allergien und auch Kreuzreaktionen vorliegen. Beim „basischen" Ernährungstyp sind sie noch problematischer als beim „enzymorientierten", aber sie sind für beide nicht optimal
6. Verzichten Sie in Ihrer Ernährung auf Margarine, die gesundheitlich bedenkliche gehärtete Fette sowie Transfette enthält. Ein gesundheitlicher Nutzen so genannter „Phytosterine" enthaltender Margarine, die angeblich den Cholesterinspiegel senken soll, ist nicht erwiesen (darauf weist das Verbraucherschutzportal „Foodwatch" hin!)

7. Verzichten Sie auch möglichst auf gekaufte und industriell hergestellte Backwaren wie Kekse oder Chips, denn diese haben einen hohen Anteil an verarbeiteten Pflanzenfetten und sind verdächtig, Transfettsäuren zu enthalten (mal abgesehen davon, dass Sie sie aufgrund ihres Zuckergehaltes sowieso nicht essen sollten)

8. Benutzen Sie für Salate oder andere Speisen, denen Sie kalt Pflanzenöl zufügen, entweder Öle mit einem günstigen Verhältnis von Omega-3- zu Omega-6-Fettsäuren, oder das Olivenöl, das aufgrund seiner Polyphenole regulierend auf die Verdauung einwirkt. Empfehlenswert: Leinöl, Hanföl, Walnussöl, Olivenöl

9. Benutzen Sie nur Öle höchster Qualität, schützen Sie diese vor Licht, Luft und Wärme. Verzichten Sie auf konfektionierte Nahrungsmittel (wie z.B. Saucen), die Pflanzenöle enthalten, da diese oft minderwertige Öle haben

10. Erhitzen Sie Speisen grundsätzlich nur mit gesättigten Fetten, und benutzen Sie auch nur diese als Brotaufstrich: besonders empfehlenswert sind Kokosfett, Butterfett (Ghee) und Palmkernfett sowie die entsprechenden Öle. Butter ist in geringen Mengen als Brotaufstrich geeignet

6. So passen Sie Ihre Ernährung an unterschiedliche Beschwerden an

Was ich bisher dargestellt habe, sollte Ihre Ernährung bei einem guten Allgemeinbefinden sein. Sie sorgt dafür, dass Ihre Allgemeingesundheit möglichst lange auf möglichst hohem Niveau bleibt – was den Faktor Ernährung angeht. Allerdings werden ab einem bestimmten Level von Beschwerden viele weitere der genannten Nahrungsmittel nicht mehr vertragen. Und das aus völlig verschiedenen Gründen. Beispielsweise nimmt bei einer OP, bei der die Bauhin'sche Klappe entfernt ist, die Verträglichkeit einiger Nahrungsmittel drastisch ab.

Ein großes Thema bei den chronisch-entzündlichen Darmerkrankungen sind *Ballaststoffe*. Ich bin dafür, so lange keine Beschwerden bestehen, durchaus normale Mengen an Ballaststoffen zu verzehren, allerdings sollte man hier unterscheiden: die Ballaststoffe, die in grobem Getreide (und etwas weniger in Hülsenfrüchten) vorkommen, tun den meisten Darmkranken auch in einer guten Phase nicht besonders wohl. Die Ballaststoffe, die in bestimmten Gemüse- und Obstsorten vorhanden sind, werden meist besser vertragen – wenn diese Nahrungsmittel nicht vertragen werden, hat das andere Gründe (beispielsweise Fruchtsäure und –Zucker bei Obst) oder es liegt an der Zubereitung (rohes Gemüse wird allgemein oft schlecht vertragen).

Ein weiteres, großes Thema sind bestimmte Eiweiße – und Fette. Wie Sie im letzten Kapitel erfahren haben, haben Fette eine Aufgabe als Nährstofflieferant – und eine therapeutische. Viele Proteine (Eiweiße), die normalerweise gut oder zumindest ordentlich verdaut werden, bereiten im Schub Probleme. Auch Stärke kann im Übermaß ein Problem werden, beispielsweise wenn im Dickdarm eine zu starke Gärung vorliegt.

Das letzte große Thema ist die Zubereitungsart: bei bestimmten Beschwerden verbietet sich das Braten, außerdem verbieten sich bestimmte Gewürze. Besonders die Gewürze, die aus Nachtschattengewächsen gewonnen werden, sind mit sehr viel Vorsicht zu genießen.

Zum ersten großen Thema: Ballaststoffe

Ballaststoffe sind für den Menschen wichtig und erfüllen zahlreiche Funktionen, die meisten Menschen bekommen eher zu wenig als zu viel, und wenn genügend, dann meist die Falschen (unlösliche Ballaststoffe aus grobem Getreide und Kleie, die nicht so günstig auf die Gesundheit wirken wie lösliche Ballaststoffe aus Gemüse, Obst und Salaten) oder zumindest in einem ungünstigen Verhältnis.

Wenn Sie bei guter Allgemeinverfassung eine normale, empfohlene Menge an Ballaststoffen mit Ihrer Ernährung verzehren, aber relativ einseitig unlösliche Ballaststoffe zu sich nehmen, etwa aus grob gemahlenem Getreide, aus Kleie etc., werden Sie sich Probleme einhandeln: Krämpfe, Blähungsbeschwerden, Probleme mit der Stuhlentleerung. Sie müssen wissen, diese Art von Ballaststoffen reizen den Darm mehr als Ballaststoffe, die in Früchten vorkommen, wie beispielsweise Inulin und Pektin (noch einmal: wenn *Früchte* den Darm reizen, liegt das *nicht* an deren Ballaststoffen, sondern an Zucker und Säure!).

Aber auch Inulin und Pektin oder allgemein lösliche Ballaststoffe sind eher mit Vorsicht zu genießen, wenn die Auswertung ergeben haben sollte, dass Sie dem „basischen Ernährungstyp" (vegetative Erschöpfung) angehören. Dann ist es wahrscheinlicher als beim enzymorientierten Ernährungstyp, dass diese Ballaststoffe eine Gärungsdyspepsie fördern und damit unweigerlich Darmbeschwerden. Auf der folgenden Tabelle werde ich den Umgang mit Ballaststoffen für Patienten mit chronisch-entzündlichen Darmerkrankungen zusammenfassen.

	Lösliche	Nicht lösliche	Gesamt
Enzymorientierter Typ, wenig oder keine Beschwerden	Ca. 65%	Ca. 35%	Ca. 20-30 g / Tag
Basischer Ernährungstyp, wenig oder keine Beschwerden	Ca. 55-60%	Ca. 40-45%	Ca. 15-20 g / Tag

Beschwerden überwiegend im Dünndarm	Deutlich reduzieren 40% Gesamtanteil	Leicht reduzieren 60% Gesamtanteil	Ca. 10-15 g / Tag
Beschwerden überwiegend im Dickdarm	Mittel Reduzieren Relativanteil beibehalten	Mittel Reduzieren Relativanteil beibehalten	Ca. 10 g / Tag
Bei Durchfällen ohne weitere Beschwerden	Deutlich reduzieren 35% Gesamtanteil	Nur leicht reduzieren 70% Relativanteil	Weniger als 10 g pro Tag
Bei Fisteln	Leicht reduzieren	Möglichst auf Null reduzieren, Gefahr*!	Ca. 10-15 g / Tag
Bei Erbrechen	Beibehalten	Deutlich reduzieren	Ca. 10-15 g / Tag
Bei Verstopfung (bei einer reinen Proktitis nicht unüblich!)	Erhöhen auf Ca. 80%	Reduzieren auf ca. 20%	Ca. 20-30 g / Tag
Bei Allergien, die sich im Darm abspielen	Beide um gleiche Anteile reduzieren	Beide um gleiche Anteile reduzieren	Ca. 10-15 g /Tag
Bei Allergien außerhalb des Darms	Beibehalten	Leicht reduzieren	Ca. 20 g / Tag
Bei kleinen, immer wieder kehrenden Stühlen	Leicht reduzieren	So weit wie es geht reduzieren und evtl. durch Plantago ovata ersetzen!	Ca. 15 g / Tag

Tabelle: „Umgang mit Ballaststoffen bei unterschiedlichen Darmbeschwerden" nach Ulmicher

Wie Sie sehen, müssen die nicht löslichen Ballaststoffe, die häufiger in Getreide vorkommen, relativ gesehen eher reduziert werden als die löslichen, da nicht lösliche auch noch in sehr tiefen Darmschichten reizen können. Besondere Vorsicht ist bei Fisteln geboten: wenn diese bestehen und aktiv sind, kann es durch nicht lösliche Ballaststoffe, die eventuell den Fistelgang blockieren, zu

Entzündung und Abszess kommen. Das ist zwar extrem selten, bei mir in der Praxis auch noch nicht vorgekommen, ich habe allerdings schon von solchen Fällen gehört. Warum ich Getreide (zumindest glutenhaltiges) bei Fisteln sowieso nicht empfehle, lesen Sie weiter unten.

Nach der obigen Tabelle müssen Sie sich nicht sklavisch genau richten, wichtig ist, dass die Tendenz stimmt. Beachten Sie daher besonders die Begriffe „leicht reduzieren" und „deutlich reduzieren" beziehungsweise „erhöhen".

Wenn Sie *lösliche* Ballaststoffe reduzieren, bedeutet das, dass Sie den Obst-, Gemüse- und Salatanteil bei Ihren Kohlehydraten im Verhältnis zu den stärkehaltigen Nahrungsmitteln wie Reis, Kartoffeln, Hirse oder Getreide verringern müssen. Wenn Sie *nicht lösliche* Ballaststoffe reduzieren, vermindern Sie besonders den Getreideanteil, aber auch den Anteil an Hirse oder Kartoffel gegenüber dem Obst/Gemüse/Salat-Anteil.

Sie könne nicht lösliche Ballaststoffe auch dadurch reduzieren, indem Sie Gluten aus Ihrer Ernährung verbannen: Glutenhaltige Getreidesorten (sollten eigentlich nur vom enzymorientierten Ernährungstyp gegessen werden) haben auch den höchsten Relativanteil an nicht löslichen Ballaststoffen unter allen Stärketrägern, wenn man vielleicht von der Schale der Pellkartoffel mal absieht. Auch diese läuft unter „nicht löslichen Ballaststoffen".

Vom richtigen Umgang mit Eiweiß

Eiweiß ist wichtig, kann aber bei Beschwerden unter Umständen zum Problem werden. Bei Beschwerden durch Fisteln bei Morbus Crohn (auch Abszessen) müssen Sie in den allermeisten Fällen das Eiweiß reduzieren, gelegentlich deutlich, und sich „enzymorientierter" ernähren, auch wenn der Test bei Ihnen einen basischen Ernährungstyp herausgegeben hat. Ich habe bei Fisteln Verbesserungen mit vegetarischer oder gar veganer Diät bei höherem Rohkostanteil gegenüber eiweißreicher Kost beobachtet, sowohl in meiner Crohn-Zeit als auch bei vielen Patienten. Rund drei Viertel aller Patienten mit Fisteln und Abszessen profitieren von einer Kost, die deutlich an

Eiweiß und Stärke reduziert ist, kein Gluten (das ist ja auch ein Eiweiß!) enthält und einen erhöhten Enzymanteil hat. Wenn man enzymreiche Nahrungsmittel nicht verträgt, der kann davon profitieren, Enzyme als Nahrungsergänzung zu nehmen – in den Grenzen, die den Darm nicht zu sehr reizen (kann zu Durchfall kommen!).

Es gibt auch Gelegenheiten, bei denen müssen Sie relativ mehr Eiweiß verzehren, aber eben *relativ zum Stärkeanteil*. Sie sollten mit einer chronisch-entzündlichen Darmerkrankung zu keiner Zeit Eiweißmast betreiben. Das wäre zum Beispiel der Fall, wenn eine Gärungsdyspepsie vorliegt, die Sie beispielsweise an brennenden, kleinen, reizenden Stuhlgängen und sauer riechenden Durchfällen erkennen.

Zusammengefasst: was ändern bei welchen Beschwerden?

Alle Eiterungen, Fieber	Eiweißanteil reduzieren, eventuell einige Tage / Wochen vegetarische Lebensweise, Enzyme erhöhen / ergänzen, bei Vertragen Hefe in kleinen Mengen ergänzen.
Gallenwegsentzündung	Keine Rohkost, keine Kohlgewächse, keine Pflanzenöle, keine Margarine, keine Nüsse (Fettquelle: geringe Mengen Kokosfett / -Öl). Nur leichtverdauliche, fettarme Eiweiße, kleine Portionen
Verlust der Bauhin-Klappe	Verzichten auf: Nüsse, Samen, Ölsaaten, Margarine, Schweinefleisch, Milchprodukte (außer Butter und Sahne in geringen Mengen), in der ersten Zeit keine Rohkost, ca. für 6-8 Wochen nach einer OP.
Gelenksentzündungen	Anteil an Arachidonsäure-haltigen Speisen soweit es geht reduzieren (Haut von Geflügel, Gebratenes und Geröstetes Fleisch), Fruchtzucker deutlich reduzieren, nur wenig fruktosearme Früchte (Beeren), Omega-3-Anteil im Verhältnis zu Omega-6 auf 1:1 erhöhen
Augenentzündungen	Omega-3-Anteil im Verhältnis zu Omega-6 auf 1:1 erhöhen (evtl. Nahrungsergänzung), zusätzlich: Heidelbeeren, z.B. in den grünen Smoothies (s. Kapitel 8).

Kleine, häufige Stühle	Obst, Gluten und hefehaltiges für einige Wochen weglassen
Saure, brennende Stühle	Obst weglassen, natürliche Zucker auf ein Minimum reduzieren und ebenso Stärkehaltiges deutlich reduzieren
Faulig stinkende Stühle	Eiweiß deutlich reduzieren, nur leichtverdauliche Eiweiße, kein rotes Fleisch, keine Milchprodukte, keine Kombinationen von Eiweiß, eventuell vegetarische Ernährung über 2-4 Wochen.
Allergien, aller Art	Bitte beachten Sie Kapitel 7, Stichwort: „Auslassdiäten".
Gewichtsverlust	Versuchen Sie *nicht*, den Gewichtsverlust über „mehr Essen" auszugleichen. Es hat sich gezeigt, dass der Körper besser verwerten kann, wenn Sie die *gleiche Kalorienmenge* auf mehr Mahlzeiten verteilen. Achten Sie aber immer darauf, dass Sie erst essen wenn Sie Appetit haben, denn nur dann ist Ihr Enzymhaushalt auch „bereit" für die Mahlzeit!

Was tun, wenn Sie starke Krankheitssymptome haben?

Bleibt die Frage: was tun, wenn es mal ganz dick kommt? Einige von Ihnen werden sicherlich festgestellt haben, dass kurzes Fasten hilft, und andere wieder das Gegenteil (s. auch Fragebogen!). Wie auch immer: es gibt im Rahmen der Vernunft zwei Möglichkeiten, mit stärkeren Krankheitssymptomen umzugehen: den Darm über Schonkost so weit wie möglich zu entlasten und zu hoffen, dass eine baldige Besserung wieder eine normale Nahrungsaufnahme möglich macht, oder den Körper gleich mit Formula-Diäten zu unterstützen. Formula-Diäten haben gegenüber normalen Nahrungsmitteln im Krankheitsschub viele Vorteile, aber auch einige Nachteile.

Die Vorteile:

- Sie sind „niedermolekular", benötigen daher wenig/keine Enzyme, um aufgespalten zu werden und werden schon im oberen Dünndarm aufgenommen

- Sie enthalten ein breites Spektrum an essentiellen Nährstoffen und sind hochkalorisch
- Sie schmecken einigermaßen „menschenwürdig" (dies ist *auch* wichtig!)
- Man muss keine Unmengen davon trinken, um alle essentiellen Nährstoffe in ausreichender Menge zu bekommen

Die Nachteile:

- Wenn nicht auf Rezept verschrieben, sehr teuer, vor allem dauerhaft
- Das Fettsäureverhältnis scheint mir in einigen der Mischungen, sagen wir, „suboptimal", mit Fetten lässt sich eine Heilwirkung auf den Darm erzielen (mittelkettige gesättigte Fette und mehrfach ungesättigte, langkettige Omega-3-Fette). Z.B. ist das Fettsäureverhältnis von Omega-3 zu Omega-6 bei einem bekannten Formula-Drink etwa 1:6, das ist sehr ungünstig!
- Einige Inhaltsstoffe würde ich nicht völlig ohne Bedenken durchwinken, z.B. Laktose, Xanthan und verschiedene Mehrfachzucker (so genannte „Oligosaccharide")
- Aufgrund der Zusammensetzung kann es selbst bei diesen Ballaststoff-freien Lebensmitteln bei Menschen mit Enzymproblemen im Dünndarm zu Aufnahmestörungen kommen

Formula-Diäten werden deshalb mit Sicherheit helfen, Ihr Gewicht und Ihre Stoffwechselfunktionen einigermaßen zu halten, sie werden auch den Darm entlasten. *Aber:* nach den *neuesten* medizinischen und ernährungsphysiologischen Erkenntnissen könnte man an *unmittelbarem und mittelbarem Nutzen* für die Darmgesundheit noch etwas mehr „herausholen". Unter diesem Gesichtspunkt bezeichne ich die Diäten als „suboptimal", bzw. nicht ganz perfekt.

Wenn Sie gezwungen sind, sich eine Weile ausschließlich von Formula-Diäten zu ernähren, *ohne* in einem Klinikum eingewiesen zu sein beziehungsweise „zeitnah" eine Operation hinter sich gebracht haben, sollten Sie daher zusätzlich Omega-3-Fettsäuren ergänzen.

Die Alternative: Schonkost

Was ist Schonkost? Schonkost ist eine Kost aus „normalen, alltäglichen" Nahrungsmitteln, die dabei hilft, den Darm so weit wie es geht zu entlasten. Natürlich muss man dabei auf kulinarische Höhenflüge verzichten, und vom Nährstoffgehalt sind diese Rezepte auch recht einseitig – aber sie helfen dem Darm.

Die wichtigen Eckpfeiler einer Schonkost bei chronisch-entzündlichen Darmerkrankungen sind:

- Sehr leicht verdaulich
- Wenig Eiweiß und Fett
- Relativ wenig gewürzt, oder „reizarm"
- Möglichst säurearm bis –frei
- So zubereitet, dass sie optimal verdaulich ist

Die Schonkost enthält nur sehr leichtverdauliche Eiweiße und reine, leichtverdauliche Kohlehydratmahlzeiten. Es bietet sich beispielsweise an, Gemüse nach dem Dünsten beziehungsweise Durchgaren noch einmal zu pürieren. Besonders viele Vorteile für den Darm im Sinne einer echten Heilkost hat das bei Wurzelgemüse, wie beispielsweise Karotten oder roter Beete. Reis bietet sich als leichtverdaulicher Energieträger an.

Bei Schonkost erlaubt:

Eiweiß	Nur sehr leichtverdauliche eiweißreiche Nahrungsmittel wie Hühnchen oder Pute, gekocht / gedünstet, fettarmer Fisch, gedünstet
Stärke	Reis (Parboiled), Salz- und Pellkartoffeln, geschält und evtl. püriert
Gemüse	Überwiegend Wurzelgemüse, gekocht / gedünstet und evtl. püriert
Obst	Obst möglichst ganz meiden, sind die Beschwerden nicht zu stark, sind in geringen Mengen Banane und Heidelbeere, püriert, erlaubt
Fette	Kokosfett, nur wenig, Olivenöl, dem Essen kalt hinzufügen

Sonstige	Würzen Sie sehr sparsam! An Gewürzen nur erlaubt: geringe Mengen Galgant, Kurkuma, Kräuter (frisch: sehr wenig, getrocknet: wenig), Steinsalz. Verwenden Sie kein Jodsalz. Vermeiden Sie industriell in irgendeiner Weise verarbeitete Nahrungsmittel und verwenden Sie keinen Zucker
Hinweis	Bei entsprechenden Beschwerden kann es vorteilhaft sein, auf tierische Nahrungsmittel eine Weile ganz zu verzichten. Ansonsten tierisches Protein entweder zur Hauptmahlzeit oder ein- bis dreimal die Woche

Diese Diät kann und soll natürlich nicht über einen langen Zeitraum gegeben werden, sondern soll in erster Linie den Darm entlasten und einen gewissen Heilreiz setzen. Das ist auch der Vorteil gegenüber den Formula-Diäten, die meist verschiedene Zucker enthalten und daher keinen ausgesprochenen Heilreiz im Darm setzen.

Ist der Schonungs- und Heilungsimpuls erfolgreich, kann nach einigen Wochen wieder auf eine vielseitigere Kost übergegangen werden, wobei diese zu Beginn noch sehr fett- und eiweißarm sein sollte. Natürlich hängt es davon ab, inwieweit der Heilreiz durch Ernährung „greift", denn wenn so genannte „externe Faktoren" die Darmentzündung (mit) steuern, sind dem Heilungsimpuls allein durch Ernährung natürlich Grenzen gesetzt (für Details hierzu lesen Sie bitte mein Buch „Andreas Ulmichers Morbus Crohn – Colitis ulcerosa Ratgeber" sowie das am Ende des Buchs angefügte Kapitel: „Ausblick – kann Ernährung heilen?").

Ist nach, sagen wir etwa vier Wochen, kein Heilungsimpuls bei den Beschwerden erkennbar, muss die Ernährung zu den erwähnten Formula-Diäten übergehen, da in diesem Falle die möglichst optimale Versorgung mit allen Nährstoffen (besonders Aminosäuren und Spurenelementen) Vorrang genießt.

7. Diäten, die Ihnen bei chronisch-entzündlichen Darmerkrankungen sonst noch nützlich sein können

In diesem Kapitel will ich die Diäten durchgehen, die im Laufe der Zeit für chronisch-entzündliche Darmerkrankungen entwickelt wurden, vorstellen. Da ich einiges an Erfahrung mit Personen habe, die diese Diäten bereits ausprobiert haben und einige dieser Diäten und ihre Wirkungen auch schon im Selbstversuch getestet habe, denke ich, kann ich mir ein einigermaßen objektives Urteil bilden.

Außerdem möchte ich Ihnen am Anfang etwas über die Entwicklung meiner Diät erzählen. Wenn Sie in meinem Buch „Andreas Ulmichers Morbus Crohn – Colitis ulcerosa Ratgeber" meine Geschichte gelesen haben, wissen Sie, wie ich aus meiner persönlichen Ernährung eine Schon- und Heilkost bei chronisch-entzündlichen Darmerkrankungen zusammen gestellt habe. Diese Kost ist recht eiweißarm sowie, aus heutiger Sicht, doch ziemlich restriktiv, weil ich zu dieser Zeit die Heilwirkungen von Ernährung auf Crohn und Colitis höher eingeschätzt habe als heute. Nachdem ich mittlerweile rund 200 Patienten persönlich und viele weitere per Email oder Telefon fernmündlich und –schriftlich beraten habe, weiß ich, dass eine Diät bei Crohn oder Colitis nützlich ist, die positiven Resultate aber je nach den Einflüssen auf die Krankheit höchst unterschiedlich ausfallen. Persönlich habe ich eine Person kennen gelernt, die allein durch meine Diät (ohne weitere Maßnahmen) nach eigenen Angaben *vollständig geheilt* wurde, ich habe ein und drei Jahre nach der Behandlung noch positives Feedback von diesem Patienten bekommen und ihn vor Kurzem wegen eines anderen (recht harmlosen) Problems, das nichts mit dem Darm zu tun hatte, wieder gesehen.
Kurz nach der Veröffentlichung meines ersten Buchs über die chronisch-entzündlichen Darmerkrankungen habe ich die Ernährungslehre *Metabolic Typing* kennen gelernt, eine Methode, die anhand von verschiedenen körperlichen und geistigen Merkmalen den Nährstoffbedarf einer Person individuell bestimmt: Eiweiß, Kohlehydrate, Fette, Mikronährstoffe individuell auf den Bedarf zurechtgeschneidert. Da ich mich selbst testen ließ, bestätigte sich bei mir selbst die Vermutung, dass ich eine eiweißarme Ernährung

brauchte, um mich besser zu fühlen, dass aber vegetarische oder gar vegane Kost auf die Dauer auch bei mir nicht funktionierte. Ich selbst bin ein „Kohlehydrat-Typ", und, was mich selbst sehr viel weiter gebracht hat, ist die (lustige) Tatsache, dass meine Lebenspartnerin und deren Familie überwiegend dem Eiweiß-Typ angehören, und so konnte ich quasi „live" und täglich die unterschiedlichen Charakteristika studieren, und fand so die Lehre des „Metabolic Typing" für die Zeit für mich bestätigt.

Während die Kost, die ich nach meiner Gesundung verfolgte, gar nicht scharf und enzymreich genug sein konnte und ich mich überwiegend an Reis, Gemüse, Obst, Gewürzen und nur wenig Fleisch und Fisch festhielt, beobachtete ich leicht amüsiert die Lieblingsspeisen meiner Lieben, überwiegend deftige Hausmannskost mit „rotem" Fleisch und im Gegenzug nur wenig Gewürzen. Gegensätze ziehen sich an!

Natürlich habe ich auch in meiner Praxis- und beratenden Tätigkeit die unterschiedlichsten Typen kennen gelernt und feststellen müssen, dass meine Diät auch dann gelegentlich versagte, wenn sich der Kampf des Organismus *tatsächlich* überwiegend im Darm nicht nur austobte, sondern auch überwiegend da seine Ursachen zu haben schien. So habe ich das *Metabolic Typing* Konzept schließlich verfeinert und auf die chronisch-entzündlichen Darmerkrankungen zugeschnitten, wobei der Typ der enzymatischen Erschöpfung sich großenteils (aber nicht nur) mit dem „Kohlehydrattyp" überschneidet (also meinem Stoffwechseltyp entspricht), der Typ der vegetativen Erschöpfung großenteils Bezüge zum „Eiweißtyp" hat. Nur, dass es sich dabei *nicht* um einen natürlichen Stoffwechseltyp handelt, sondern um eine *krankhafte Veränderung aufgrund der gegebenen Umstände.*

Das Ganze hat sich einfach entwickelt und aufgrund dieser Tatsache, und meinen sich ständig erweiternden medizinischen- und Stoffwechselkenntnissen, ist auch der Entschluss gereift, etwas Neues zu „meinem" Thema zu bringen. Da diese ganzen Punkte für ein einzelnes Buch zu umfangreich geworden wären, habe ich mich vor einem guten halben Jahr entschlossen, ein Buch zu mehr medizinischen und komplementärmedizinischen Themen zu bringen und ein weiteres zum Thema Ernährung.

Das Ammenmärchen, dass *eine* Art von Ernährung für *alle* gesund sein soll, glaubt sicherlich in der heutigen Zeit so gut wie niemand mehr. Ein Ansatz, der anhand von gewissen Stoffwechselkriterien die Ernährung individuell auf den Patienten maßschneidert, wird sich einem universellen Ernährungsansatz *immer* als überlegen erweisen, wie ich schon hunderte Male in der Praxis erleben durfte. Wenn ein Arzt, sagen wir der Vollständigkeit halber: mit Kenntnissen in Naturheilkunde und auf dem Gebiet der Ernährung einen Gichtkranken, einen Diabetiker und einen Darmkrebspatienten untersucht und berät, wird er sicherlich auch nicht allen Dreien exakt die gleichen Ernährungsempfehlungen geben. Ich habe Menschen kennen gelernt, die durch die stereotypen Empfehlungen, doch mehr Ballaststoffe zu sich zu nehmen, weil das ja „sicher gegen eine Verstopfung helfe", erst recht eine hartnäckige Verstopfung bekommen sehen, während andere sich mit der gleichen Ernährung aus „Obst, Gemüse und Vollkorngetreide" pudelwohl gefühlt haben.

Dennoch bin ich der Überzeugung, dass Raum bleiben muss zumindest für die faire Beurteilung anderer Diätansätze, solcher, die sich bereits im Bereich der chronisch-entzündlichen Darmerkrankungen seit längerem bewährt haben oder zumindest immer wieder ins Gespräch kommen. Genau dem habe ich dieses Kapitel reserviert. Sie werden auf den folgenden Seiten den angestrebten Zweck, die Vor- und Nachteile sowie die Wirkung in der Praxis von Lutz-Diät, spezieller Kohlehydratdiät, vegetarische/vegane und Rohkostdiäten, IgG-Auslassdiät und lektinarmer Kost kennenlernen und erfahren, wie viel es bringt, wie vielen Betroffenen es etwas bringt, aber auch, wo die Gefahren der Diät (für den Darm) liegen.

Beginnen wir mal mit den beiden bekanntesten und verbreitetsten Diätansätzen: der Lutz-Diät und der speziellen Kohlehydratdiät.

Die Lutz-Diät

Wolfgang Lutz, österreichischer Arzt und Autor (1913-2010), hat bereits einige Jahre vor der populären „Atkins-Diät" das Konzept einer kohlehydratreduzierten Kost entwickelt, aufbauend auf der Erbgut-

Theorie, der Lebensweise unserer Vorfahren bis hinein in die Alt- und Mittelsteinzeit (seiner Theorie zufolge ist der Anbau und der Verzehr von Getreide in einer genetisch zu vernachlässigenden kurzen Zeitspanne erfolgt). Das Konzept der Lutz-Diät ist relativ simpel: nicht mehr als 6 Broteinheiten pro Tag sollten an Kohlehydraten verzehrt werden. Was das für Kohlehydrate sind, spielt nach Lutz keine Rolle. Es kann sich dabei sogar um Zucker handeln, wobei man natürlich anmerken muss, dass das Mengenäquivalent von 6 Broteinheiten (=BE) Zucker mit 72 g wesentlich kleiner ausfällt als das Mengenäquivalent von 6 BE Wurzelgemüse mit 1200 g.

Mit der Lutz-Diät soll im Wesentlichen auf zwei Dinge eingewirkt werden: erstens den Hormonhaushalt, und zweitens Entzündungsvorgänge im Körper. Lutz sah in einer normalen kohlehydrathaltigen Kost das Problem, dass erhöhte Level an Insulin die Ausschüttung so genannter „anaboler Hormone" wie Somatotropin (menschliches Wachstumshormon) behindere und abbauende Prozesse im Gewebe und Stoffwechsel letzten Endes begünstige, was zu schnellerer Alterung und Krankheiten vor der Zeit führen sollte. Zweitens begünstige eine kohlehydratreiche Kost auch das Entstehen von Entzündungen im Körper.

Hier die wichtigsten Elemente der Diät

„Erlaubt ist, was gefällt" – zwar beschränkt die Lutz-Diät die erlaubte Menge an Kohlehydraten auf 6 BE täglich – aber das kann im Prinzip alles sein: man kann Beeren, Blattsalate und Wurzelgemüse genauso verzehren wie Marmelade mit 70% Zucker und Vollkornbrot. Nur, dass die täglich aufgenommene Menge an Kohlehydraten eben die 6 BE nicht überschreiten darf. Das ist eigentlich die einzige Regel bei der Lutz-Diät.

Zucker stuft die Diät als „nicht besonders schädlich" ein und sogar Süßstoffe (die ja keinen kalorischen Nährwert als Kohlehydrate darstellen) sind „uneingeschränkt erlaubt". Und natürlich sind alle Formen von Eiweiß oder Fett erlaubt: ob das nun tierische Fette oder Pflanzenöle sind, sogar *welche* Pflanzenöle, spielt keine Rolle. Fleisch, Wurstwaren, Fisch, Milchprodukte und Ei – sogar Konserven und Räucherwaren sind erlaubt, die bei chronisch-entzündlichen

Darmerkrankungen ja problematisch sein können. Menschen mit Verdauungsstörungen jeder Art empfahl Lutz, auf Brot und allgemein Getreideprodukte und Teigwaren zu verzichten.

Was ergeben sich daraus für Diätempfehlungen?

Wer die Lutz-Diät konsequent anwenden will, ist gut beraten, seine Kohlehydratquellen stark nach qualitativen Kriterien auszuwählen. Würden Sie Kohlehydrate mit einer hohen Energiedichte wählen (wie beispielsweise Zucker, Mehl- oder Teigwaren), würden Sie mit einem sehr hohen Eiweiß- und Fettanteil und einem sehr geringen Kohlehydratanteil auf dem Teller „starten". Das kann zu Nährstoffungleichgewicht führen, die eine abbauende Stoffwechselreaktion (griechisch: katabol) fördern, die auch *Ketose* genannt wird: Struktureiweiße werden zur Energiegewinnung herangezogen. Da die Lutz-Diät die freie Auswahl der gebrauchten Kohlehydrate lässt, kann das, überspitzt formuliert, zu zwei „Extremlösungen" führen.

Die erste (Ideale) Lösung: Sie verzehren hochkomplexe, nährstoffreiche Kohlehydrate mit einer geringen Energiedichte, so wie sie in den typischen „Paläo-Diäten" gebräuchlich ist: Beeren, Wildfrüchte, Sprossen, verschiedene Arten Wild- und Blattgemüse, Wurzeln, stärkearmes Kulturgemüse. Dadurch können Sie die Menge der Kohlehydrate deutlich erhöhen und müssen Ihren Organismus nicht mit Eiweiß überfrachten. Das Ergebnis sähe dann so aus:

Ca. 40-45% eiweißreiche Nahrungsmittel: Fleisch, Fisch, Ei, Milchprodukte.
Ca. 5-10% fettreiche Nahrungsmittel: Fette, Öle, Samen, Nüsse, Ölsaaten, Schmalz etc.
Ca. 45-55% kohlehydratreiche, aber stärkearme Nahrungsmittel: Beeren, Gemüse, Blattsalate, Wildfrüchte etc. Diese wären so auszuwählen, dass die tägliche Höchstmenge von 6 BE nicht überschritten wird. Die Prozentangaben sind bezogen auf den *Mengenanteil auf dem Teller, nicht auf den Energieanteil!*

Die zweite (nicht-Ideale) Lösung: Sie verzehren weniger komplexe, kurzkettige und energiedichte Kohlehydrate: Getreideprodukte, Zucker. Dadurch sind Sie, was den gewichtsmäßigen Mengenanteil an Kohlehydraten angeht, sehr eingeschränkt und haben nur wenig Spielraum, was „auf dem Teller" zu einer sehr einseitigen Ernährungsweise führt. Stellen Sie sich einen Teller vor, der zu 80% von Eiweiß und Fett bedeckt ist und auf dem kohlehydrathaltige Nahrung als „kleine Beilage" fungiert.

Ca. 70 -75% eiweißreiche Nahrungsmittel: Fleisch, Fisch, Ei, Milchprodukte.

Ca. 5-10% fettreiche Nahrungsmittel: Fette, Öle, Samen, Nüsse, Ölsaaten, Schmalz…

Ca. 15-25% Kohlehydratreiche Nahrungsmittel: Getreideprodukte, Zucker, stärkereiche Nahrungsmittel wie Kartoffeln, Mais etc. Auch diese sind so auszuwählen, dass eine tägliche Gesamtmenge von 6 BE nicht überschritten wird (was sich natürlich wesentlich schwieriger gestaltet als bei den komplexen, stärkearmen Kohlehydraten).

Hilfestellung: die Äquivalenz-Tabelle

Hilfestellung bei der Auswahl geeigneter Kohlehydratquellen und deren Menge geben die für Diabetiker gedachten *Äquivalenz-Tabellen*. Im Folgenden Beispiele für Äquivalenz-Werte *einer* Broteinheit (BE). (Quelle: W. Lutz, kranker Magen – kranker Darm, was wirklich hilft)

1 Broteinheit (BE) entspricht …	…12 g Stärke bzw. reinem Zucker (Glukose) …15 g Mehl, Gries, Reis, Haferflocken, Zwieback …20 g Weißbrot, Schokolade …25 g Schwarzbrot …30 g Pumpernickel, Hülsenfrüchten …40 g Kakaopulver …60 g Bananen, Kartoffeln, Schwarzwurzeln u.ä. …80 g Obst mit hohem Fruchtzuckergehalt wie Birnen …90 g frischen Erbsen (grün) …100 g Apfelsaft …120 g Beerenobst …200 g Wurzelgemüse, wie Karotten oder rote Beete

Wie soll die Diät wirken?

Kommen wir noch einmal zu der Geschichte mit den Hormonen und den Entzündungen zurück. Lutz hat immer die Wichtigkeit der anabolen und katabolen Stoffwechselhormone betont und hier insbesondere die Rolle von *Insulin* und *Somatotropin* (menschlichem Wachstumshormon). Diese beiden Hormone sind Gegenspieler, beziehungsweise eine verstärkte Ausschüttung von Insulin hemmt das Somatotropin. Somatotropin, im englischen Sprachraum HGH (=Human Growth Hormone, also menschliches Wachstumshormon) ist gerade in den angloamerikanischen Ländern in den letzten Jahren sehr gebräuchlich als Anti-Aging-Hormon gewesen, weil es so genannte „anabole" Stoffwechselprozesse (also solche, in denen Körpergewebe aufgebaut wird) steuert, koordiniert und optimiert. Die Bilder von 75-Jährigen „Muskelprotzen", die Sie vielleicht aus dem ein- oder anderen Bericht zu diesem Thema kennen, sprechen für sich.

Um die Wirkung auf chronisch-entzündliche Darmerkrankungen zu betrachten, müssen wir neben HGH noch einen Blick auf ein anderes Hormon werfen, das (irrtümlich) als Vitamin Bezeichnet wird: *Cholecalciferol*, oder auch „Vitamin" D genannt. Vitamin D steuert und koordiniert den Knochenstoffwechsel, beziehungsweise den Einbau von Kalzium und die „Verwertung" von Kalzium allgemein. Daneben hat es eine wichtige immunologische Funktion: es hilft bei der *Differenzierung der T-Helferzellen*. Und koordiniert somit das Immunsystem. Koordinieren bedeutet: es dämpft überschießende Reaktionen (wie Allergien und Autoimmunreaktionen) und verbessert eine Schwäche, wie Infektanfälligkeit. Es wird vom Körper bedarfsgerecht gesteuert. Und je mehr Somatotropin zur Verfügung steht, umso mehr „freies" Cholecalciferol steht zur Verfügung, um immunologische Prozesse zu steuern.

Anders formuliert: wenn aufbauende Stoffwechselprozesse „rund laufen", können Abweichungen von der normalen immunologischen Funktion besser gepuffert werden (Vitamin D hat Lutz allerdings noch nicht ins Spiel gebracht, das ist eine Theorie von mir). Die Folge: Entzündungsprozesse aufgrund einer immunologischen Entgleisung kommen zum Erliegen. Wenn ich Das Lebenswerk von Dr. Lutz richtig interpretiert habe, ist er der Meinung, dass man Morbus Crohn vor allen Dingen des Dünndarms leichter in den Griff bekommt als eine solche des Dickdarms oder eine Colitis ulcerosa, weil das darmassoziierte lymphatische System stärker mit hormonell koordinierten Immunprozessen steht bzw. fällt als die Darmflora als Teil des Immunsystems, die im Dickdarm dominant wird. Dr. Lutz begründete so das Entstehen *aller* Entzündungen, nicht nur solcher im Darm, insbesondere rheumatische Erkrankungen und Multiple Sklerose, sowie überhaupt alle Verdauungskrankheiten, an denen das Immunsystem in irgendeiner Weise beteiligt ist.

Was hat Lutz nicht beachtet?

Abgesehen davon, dass er bedenkliche und schädliche Substanzen zulässt: Tabak, Alkohol, Zucker, sogar Süßstoffe, hat er sich wenig Gedanken über das Kapitel „Fette" gemacht. Wenn alle Öle und Fette zugelassen sind, ist die Gefahr recht groß, dass ein vernünftiges Verhältnis zwischen Omega-3- und Omega-6-Fettsäuren nicht erreicht wird, dass die falschen Öle und Fette erhitzt (oder sonst wie denaturiert, d.h. in ihrer Struktur verändert) werden, und dass über den Genuss von Wurstwaren und verarbeiteten Fleischwaren minderwertige Fette, aber auch Farb-, Konservierungs-, Geschmacks- und sonstige Lebensmittelzusatzstoffe ins Spiel kommen. Daher mein

Tipp:

Wenn Sie der Lutz-Diät folgen möchten, bitte ich Sie, auf die Dinge zu achten, die ich bereits in den Kapiteln „To Leave" und „Fette und Öle, ein besonders wichtiges Thema" besprochen habe.

Praxis: so könnte ein Tag mit der Lutz-Diät aussehen

Ich wähle bewusst für meinen Mustertag einigermaßen „vernünftige" Nahrungsmittel, um im Rahmen der in diesem Buch gesteckten Ziele zu bleiben.

	Beispiel 1	**Beispiel 2**
Frühstück	Rührei mit zwei Eiern und Kräutern, eine Grilltomate, etwas Kresse dazu	1 Glas Buttermilch, 2 Scheiben Roggenknäcke mit Butter, ein Ei oder zwei Scheiben Käse nach Wahl.
Mittagessen	Zucchini-Lauchcremesuppe, Kalbsschnitzel Natur mit Zitrone	Pilzsuppe, danach: Rinderhack-Braten und gemischter Salat
Abendessen	Tomaten mit Mozzarella, Pfeffer, Salz und Öl, Gegrillter Lachs mit Kräutermarinade	Quarknockerl mit Schinkenrahm-Sauce, Selleriestangen mit Mandelmus als Dip

Wie Sie feststellen können, habe ich in Beispiel 2 die erlaubte „Kohlehydratgrenze" ein wenig mehr ausgereizt als in Beispiel 1, aber das ist sicher ein extremes Beispiel. So ist z.B. die Atkins-Diät noch einmal kohlehydratärmer als die Lutz-Diät.

Auf einen Blick: Vor- und Nachteile der Lutz-Diät

Vorteile	**Nachteile**
- Freie Nahrungsmittelauswahl - Kohlehydrate lassen sich über ihren Energiegehalt anpassen - Ballaststoffe lassen sich individuell anpassen - Bedarf an Mikronährstoffen lässt sich bei richtiger Ausführung gut decken - Bedarf an Eiweiß und essentiellen Fetten lässt sich in jedem Falle decken - Sehr häufig: Reduktion der Stuhlfrequenz und Verbesserung der Konsistenz - Gelegentlich bis oft: Nachlassen der objektiven Entzündungszeichen	- Auch viele fragwürdige Nahrungsmittel zugelassen - Verhältnis von Omega-3- zu Omega-6- Fettsäuren keine Beachtung geschenkt - Enzymsystem kann mit den Eiweißmengen überfordert sein - Veränderung des pH-Wertes im Darm, Eiweißfäulnis möglich - Möglicherweise Veränderung der Darmflora, nicht immer zu Guten - Ernährung passt nicht auf jeden Stoffwechseltyp - Bei Prozessen, bei denen Eiterungen zu beobachten sind (Pyodermie, Fisteln) gelegentlich Verschlechterung

Gesamte Beurteilung der Lutz-Diät:

Ich habe oft beobachtet, dass die Lutz-Diät, wenn richtig angewendet (kein „Junkfood" und Zucker) einen überaktiven Darm „einbremst" und Stuhlfrequenz wie Anzahl der Durchfälle reduziert, bei Crohn mehr als bei Colitis. Auf der anderen Seite fühlen sich viele Menschen mit der Diät „überlastet" im Sinne, dass das Enzymsystem die Mengen an Eiweiß nicht bewältigen kann. Eine mittel- bis langfristige *Verbesserung* ergibt sich bei ca. einem Drittel der Anwender, wobei man allerdings dazu sagen muss: die Personen, bei denen sich der Gesamtzustand verbessert, zeigen überwiegend eine deutliche und auch nachhaltige Verbesserung. **Gesamtnote: 3-4, wenn die Regeln gesunder Ernährung bei Kohlehydraten, Fetten und der Auswahl der Eiweißquellen eingehalten werden: 2.**

Die spezielle Kohlehydratdiät nach Sidney Valentine Haas / Elaine Gottschall

Die spezielle Kohlehydratdiät ist von dem New Yorker Arzt Dr. Sidney Valentine Haas in den 1950ern entwickelt worden. Eigentlich wollte Haas mit seiner Diät Kinder behandeln, die an einer Glutenunverträglichkeit (Zöliakie) litten, bis Elaine Gottschall mit ihrer an Colitis ulcerosa leidenden Tochter bei Dr. Haas vorsprach. Es war ein Versuch, nichtsdestotrotz ein erfolgreicher Versuch, der die Tochter von Elaine Gottschall binnen zwei bis drei Jahren kurierte.

Wie die Lutz-Diät, so ist auch die spezielle Kohlehydratdiät im Bezug auf Kohlehydrate *restriktiv*. Im Gegensatz zur Lutz Diät wird hier allerdings nicht die Absolute *Menge* der Kohlehydrate eingeschränkt, sondern die *Art*. Vermieden werden sollten so genannte *Mehrfachzucker*, oder Wissenschaftlich: Di- und Polysaccharide.

Worauf kommt es an bei der speziellen Kohlehydratdiät?

Eigentlich ganz leicht: die Di- und Polysaccharide, sprich: Mehrfachzucker, komplett aus der Ernährung zu verbannen. Das allerdings radikal, und darin liegt der Knackpunkt. Denn Mehrfachzucker und Stärke sind in sehr vielen Nahrungsmitteln enthalten, und auch in solchen, denen man es nicht „zutrauen" würde. Was besonders für verarbeitete Nahrungsmittel gilt. Versuchen Sie mal *eine* Saucenzubereitung aus dem Supermarkt *ohne* Mehrfachzucker zu finden!

Daraus ergibt sich, dass die spezielle Kohlehydratdiät sehr schwer einzuhalten ist. Es kommt aber noch schlimmer: um eine vollständige Wirkung zu zeigen, sollte Sie über *mehrere Jahre* (mindestens: 2 Jahre) eingehalten werden.

Einfachzucker	Fruchtzucker, Traubenzucker, Schleimzucker
Mehrfachzucker	Malzzucker, Rohrzucker, Milchzucker, Rübenzucker, Stärke

Die Einfachzucker oder Monosaccharide können ohne Aufspaltungsvorgang durch die Enzyme der Darmzellen im Dünndarm aufgenommen werden. Sie stellen für den Verdauungsprozess kein Problem dar. Die Mehrfachzucker, oder Di- und Polysaccharide müssen durch Enzyme der Darmzellen, die *Saccharidasen*, aufgespalten werden, um dann verdaut werden zu können. Das stellt üblicherweise kein Problem dar – es sei denn, die Darmzellen sind in irgendeiner Weise geschädigt.

Ist dies der Fall, können die Mehrfachzucker nicht durch die Enzyme in Einfachzucker zerlegt werden und werden demzufolge auch nicht resorbiert – denn nur in der Form von Einfachzucker sind sie auch tatsächlich für den Darm aufzunehmen. Die unverdauten Mehrfachzucker gelangen in tiefere Dünndarmschichten und in den Dickdarm. Und werden dort von der Darmflora *vergoren*.

Das ist die Theorie hinter der speziellen Kohlehydratdiät: Mehrfachzucker werden komplett vermieden, damit der Darm, insbesondere der Dünndarm, sich erholen kann – und Gärungsprozesse im Dickdarm auf ein gesundes Maß reduziert werden. Gärung im Dickdarm hat Vor- und Nachteile, wobei das *Maß der Gärung* entscheidend ist.

Im *normalen Maß* fördert Gärung die folgenden Prozesse:

- Nährstoffgewinnung aus Ballaststoffen (Fettsäuren)
- Optimierung des pH-Wertes (Säure-Base-Wert)
- Synthese von Menachinon-7 (Vitamin K_2) in der Dickdarmschleimhaut

Ist die Gärung krankhaft verstärkt, fördert das folgende Prozesse:

- Explosion der „Gärungsflora"
- Übersäuerung und Reizung der Schleimhaut
- Verstärkte Peristaltik und Krämpfe
- Ödematöse Schwellungen der Darmschleimhaut und damit Darmverengung
- Fehlende Eindickung des Stuhles, und damit Durchfälle
- Entzündungs- und immunologische Prozesse durch veränderte Flora
- Entstehen und Verstärkung von Nahrungsmittelintoleranzen
- Verschlechterung der Nährstoffaufnahme

Extrem schwer einzuhalten

Da die spezielle Kohlehydratdiät die Mehrfachzucker sehr streng ausschließt, ist sie nur sehr schwer einzuhalten. Sie müssen sich vorstellen, dass Sie in jedem Lebensmittel, das Sie kaufen, darauf achten müssen, dass es weder Stärke noch Mehrfachzucker enthält. Sowie keine E-Nummern, außer E 270 (Milchsäure), E 300 (Ascorbinsäure), E322 (Lecithin), E 330 (Zitronensäure), E 422 (Glycerin, Glycerol), E 954 (Saccharin). Und dies bei *allen* Nahrungsmitteln, die Sie kaufen: eingelegtes ebenso wie Suppen, Saucen, Mayonnaise, selbst bei Fleisch und Fisch, wenn es denn zubereitet, geräuchert ist oder in Konserven vorliegt.
Was immerhin den Vorteil hat, dass Sie bei der Nahrungsauswahl auf überwiegend naturbelassene und unverarbeitete Kost gehen werden. Denn hier können Sie in aller Regel „sicher" sein, inwieweit diese Nahrungsmittel Mehrfachzucker oder Stärke enthalten beziehungsweise nicht enthalten.

Kostumstellung „gewöhnungsbedürftig"

Wenn Sie an Reis, Kartoffel oder Teigwaren gewöhnt sein sollten, dann werden Sie über Ihre künftige Kostform staunen. So sind überwiegend frische Früchte erlaubt, auch Fruchtsäfte (keine Nektare!), etliche Gemüsesorten und die eigentlich recht problematisch verdaulichen Hülsenfrüchte wie beispielsweise getrocknete weiße Bohnen und Linsen, aber keine Getreide(-produkte), Teigwaren, kein Reis, keine Kartoffel. So sind Fleischwaren erlaubt, die nicht verarbeitet sind und die meisten Wurstwaren, aber auch einige Räucherwaren und Konserven, bei denen nicht reines Pflanzenöl oder Wasser zur Konservierung benutzt wurde, verboten. Bei Milchprodukten sind selbstredend nur laktosefreie Milchprodukte erlaubt. Es gibt sogar eine „Bauanleitung" für einen garantiert unbedenklichen Joghurt und für Eis! („SCD-Joghurt", „SCD-Eis"). Während es für naturbelassene Fette, Öle und reine Gewürze (Ausnahme: Bockshornkleesamen) keinerlei Einschränkung gibt, verwundert die gelegentlich erlaubte Verwendung „harter" Alkoholika wie Gin, Whisky oder weißer Rum. Die enthalten nämlich keine Mehrfachzucker!

Darm soll insgesamt entlastet werden

Das Ziel ist die generelle Entlastung des Darms. Dadurch, dass nur Einfachzucker gegessen werden, können sich die enzymproduzierenden Zellen der Darmschleimhaut erholen, es findet keine Reizung mehr statt. Kohlehydrate gelangen nicht mehr unverdaut in den Dickdarm, die Gärung wird reduziert, und die letzten Dünndarmabschnitte sowie der Dickdarm kommen nach und nach wieder ihrer natürlichen Arbeit nach. Laut Elaine Gottschall soll sich die erste positive Wirkung im Zeitraum zwischen 8 und 12 Wochen entfalten. Davor kann der Patient allerdings noch einmal „durch eine harte Zeit" gehen, denn nahezu alle kohlehydratreichen Nahrungsmittel, die *nur Einfachzucker* enthalten, wirken zunächst einmal abführend (Stichwort: lösliche Ballaststoffe!).

Allerdings soll die Ernährungsform im Falle von Zöliakie (Gluten-Unverträglichkeit) mindestens für 2 Jahre, im Falle einer chronisch-entzündlichen Darmerkrankung für mindestens drei Jahre konsequent eingehalten werden.

Praxis: so könnte ein Tag mit der speziellen Kohlehydratdiät aussehen

	Beispiel 1	Beispiel 2
Frühstück	Banane, selbstgemachter SCD-Joghurt mit ungezuckerten Beeren, Tasse grüner Tee	Sardinen (im eigenen Saft) mit Nussbrot, halbe Papaya
Mittagessen	Horsd'oeuvre mit Artischocken, Auberginenstreifen, Oliven, Tomaten in Olivenöl mit Kräutern, Hähnchen-brust Natur mit Mandelsplittern	Rührei, aus zwei oder drei biol. Eiern, mit Kräutern und Steinsalz gewürzt, Brokkoliröschen mit Mandelsplittern
Abendessen	Herzhafte Gemüsesuppe mit Sellerie, Zwiebel, Kohl und passierten Tomaten, Mandelbrot mit Hartkäse	Süße Pfannkuchen, aus Butter, Ei, flüssigem Honig und Vanillin (ohne Zuckerzusatz), Kirschen

(Abgewandelt nach: Elaine Gottschall: Morbus Crohn – Colitis ulcerosa: endlich neue Chancen durch reizarme Ernährung, Trias)

Die Eiweiß- und Kohlehydratanteile lassen sich nahezu beliebig variieren, ein weiterer Vorteil dieser Diät gegenüber den meisten anderen Darmdiäten inklusive meiner Diät ist, dass „süß" (wenn auch mit einer natürlichen Süße, die keine Mehrfachzucker enthält) uneingeschränkt erlaubt ist.

Auf einen Blick: Vor- und Nachteile der speziellen Kohlehydratdiät

Schlüssig wie das Gesamtkonzept sein mag – die Autoren haben den Fehler gemacht, es auf *alle* Betroffenen chronisch-entzündlicher Darmerkrankungen auszudehnen. Und das ist schlicht und ergreifend falsch. Alleine bei gut einem Drittel (!) meiner Patienten mit chronisch-entzündlichen Darmerkrankungen habe ich eine *sekundäre Fruktoseintoleranz* beobachtet – und dabei handelt es sich um einen

„erlaubten" Einfachzucker! Würde man zusätzlich zur speziellen Kohlehydratdiät auch noch Fruchtzucker verbieten, wäre die Diät in der Tat kaum einzuhalten. Sie ist so bereits schwer genug.

Aber die Unverträglichkeit von Mehrfachzuckern ist grundsätzlich nur eine von vielen möglichen Facetten chronisch-entzündlicher Darmerkrankungen, und selbst da, wo sie mit ins Spiel tritt, fast nie die *alleinige* Ursache für die sich immer wieder einstellenden Entzündungen.

Vorteile	Nachteile
- Die Nährstoffanteile sind quasi frei variierbar - Richtig durchgeführt, ist eine Versorgung mit allen essentiellen Nährstoffen leicht möglich - Natürliche Süße ist erlaubt - Die Ernährung ist recht nah an natürlichen Ernährungsformen	- Selbst kleinste Diätfehler sind verboten - Diät ist sehr schwer einzuhalten - Kaum vorhandenes Angebot an Fertignahrungsmitteln, die den Erfordernissen genügen - Ballaststoffzufuhr schwierig zu regulieren - Verschlechterung zu Beginn der Diät sehr wahrscheinlich - Kann dazu verführen, die Eiweißzufuhr zu hoch anzusetzen - Kein Bezug zu anderen Diätmaßnahmen, die die Entzündung verbessern - Kombinationen mehrerer Eiweiße erlaubt - Alkohol erlaubt, auch harte Alkoholika - Essen „auswärts" quasi nicht möglich

Gesamte Beurteilung der speziellen Kohlehydratdiät:

Obwohl die Idee hinter der Diät sicherlich mehr als nur eine kurze Betrachtung wert ist, schneidet die Diät in der Gesamtbeurteilung nicht so gut ab. Es wäre schön, wenn es einen einzigen Diätansatz gäbe, der bei den chronisch-entzündlichen Darmerkrankungen sicher hilft, dann wäre es den enormen Aufwand in jedem Falle wert. Leider habe ich beobachtet, dass die spezielle Kohlehydratdiät nur bei **ca. 30 bis 40% aller Anwender** definitiv Resultate bringt, was sicherlich zum Teil auch daran liegt, dass Sie einfach nicht über den erforderlichen Zeitraum 100% einzuhalten ist. Aber selbst in den günstigen Fällen sind Berichte über *vollständige* und *dauerhafte* Heilung eher die Ausnahme und mehr als anekdotenhaft einzustufen. Das Konzept überzeugt mich mehr bei Krankheiten wie Zöliakie sowie einigen psychologischen Erkrankungen, die analog nach dem bulgarischen Forscher Metchnikoff auf Belastungen des Darms zurückzuführen sind. Daher Gesamtnote, auch in Anbetracht der erheblichen Schwierigkeiten, des Aufwandes und der Einschränkungen nur: **4.**

Milch- und klebereiweißfreie Diät (Gluten- und Kasein-frei)

Ein interessantes, und für mein Dafürhalten in der täglichen Ernährungspraxis relativ leicht umzusetzendes Konzept ist der komplette Verzicht auf Milchprotein (Kasein) sowie Getreide-Klebereiweiß (Gluten). Ich bin selbst der Meinung, dass es zumindest für den „basischen" Ernährungstyp sinnvoll ist, sich weitgehend an dieses Konzept zu halten, neben den anderen Ernährungsempfehlungen (s.o.). Die Grundlage dieser Diät sehen Naturheilkundler darin, dass das Vermeiden von Milcheiweiß und Getreide-Klebereiweiß den Darm entlastet. Beide Eiweiße sind „sperrig" und von Verdauungsenzymen relativ schwer spaltbar. Sie können bei mangelhafter Verdauungskraft – egal wo sie herkommt – schnell zu Beschwerden führen.

Allerdings, und das ist das Kuriose, führen sie *normalerweise* eher selten direkt am Verdauungstrakt zu Beschwerden. Erst wenn eine krankhafte (entzündliche) Veränderung am Verdauungstrakt und / oder eine große vegetative Sensibilität dazukommen, machen die beiden Eiweiße Verdauungsbeschwerden. Die völlig unterschiedlich aussehen können. Hartnäckige Verstopfung habe ich ebenso bereits beobachtet wie breiige, schmierige Durchfälle und faulig riechende Stühle, vor allem aber penetrante Blähungen und der Abgang von etwas Kot mit den Winden.

Viele meiner Patienten und viele Bekannte konnten mit einer solchen Diät unter anderem die folgenden Symptome verbessern: Hautjucken, Juckreiz an behaarten Körperregionen, Lymphknotenschwellungen (besonders unter den Achseln und in der Leiste), Neigung zu Ekzemen bei Kontakt mit Chemikalien, Neurodermitis und Psoriasis, verstopfte Nase, Verschleimung und generell Atemwegsprobleme, sogar neurologische Symptome (wenn auch in sehr engen Grenzen) wie Kribbeln, Kältegefühl und Ameisenlaufen.

Die Theorie hinter der gluten- und milcheiweißfreien Diät

Viele naturheilkundliche Ärzte und auch Heilpraktiker haben bereits mit den Neunzigerjahren den Faden aufgenommen und die Lebensmittelindustrie ist mit ca. einem Jahrzehnt Verspätung hinterher gezogen: glutenhaltige beziehungsweise milcheiweißhaltige Nahrungsmittel sind für viele schwer verdaulich und können sekundär den Nährboden für Allergien und Intoleranzen, sogar für Autoimmunerkrankungen bereiten. Ich bin der Meinung: je stärker die Autoimmun-Komponente bei der chronisch-entzündlichen Darmerkrankung ausgeprägt ist, umso eher sollte man einen Verzicht auf diese beiden Nahrungsmittelgruppen ins Auge fassen.

Gluten und Kasein sind komplexe, große Eiweißmoleküle, die enzymatisch verglichen mit anderen Eiweißen schwer spalt- und resorbierbar sind und die, folgt man der Theorie, das darmassoziierte lymphatische System „beschäftigen", wenn nicht schwächen. Teilweise werden Sie von den Zellen des Lymphsystems sogar für *Antigene* gehalten, für zu eliminierende Schadstoffe, und lösen eine immunologische Reaktion aus, die sich – wie könnte es anders sein – an der Darmschleimhaut austobt. Doch handelt es sich hier zunächst um mikroskopisch kleine Entzündungsherde, welche zu einer „Atrophie" (einer Verkümmerung) von enzymproduzierenden sowie Defensin produzierenden Zellen führen und damit gleichzeitig die Darmschleimhaut lockern, was in einem „Leaky Gut Syndrom" resultiert, also Lücken in der Darmschleimhaut. Durch die Verkümmerung der oben genannten Zellen verschlechtert sich die Verdauung insgesamt und Bakterienstämme, die in einer übertrieben hohen Keimzahl schädlich sind, können nicht mehr so gut in ihrem Wachstum eingedämmt werden. Die Folgen: Veränderung der Darmflora, Veränderungen des pH-Wertes, Gärungs- oder Fäulnisdysbiose, sich ausbreitende Entzündungen, sekundäre Allergien und Intoleranzen sowie Fernwirkungen auf Haut und Schleimhäute.

Das Resultat sind Gesundheitsstörungen, die je nach Disposition des Patienten in eine Immunschwäche, ein Autoimmungeschehen oder einen Mangelzustand führen können. Ähnlich wie die *spezielle Kohlehydratdiät* ist die Idee der gluten- und milcheiweißfreien Diät eine *Entlastungsdiät* mit dem Unterschied, dass sie Eiweiße betrifft, und mit dem zweiten (praktischen) Unterschied, dass sie wesentlich einfacher einzuhalten ist (wenn auch absolut gesehen nicht sehr leicht).

Gluten – Zwischentöne zwischen schwarz und weiß

Die Medizin ist der Meinung: entweder man verträgt Gluten, also Getreide-Klebereiweiß in unbegrenzter Menge, oder eben gar nicht, hat also eine Zöliakie, oder auch Sprue. Die meisten Naturheilkundler sind der Meinung: es gibt auch alle möglichen Zwischenstufen, auch das begrenzte Vertragen von Gluten. Die in der Medizin gängigen Tests, den Gliadin-Antikörper zu eruieren, sind in der alternativen Medizin beziehungsweise Naturheilkunde weitgehend nutzlos. Hier sind es mehr Verfahren wie der SELECT 181, der spezifische Test auf Allergien vom verzögerten Typ (IgG-Vermittelt), die hier Auskunft geben.

Daher kann es sein, dass jemand auf die üblichen Gliadin-Antikörpertests nicht anspricht, aber dennoch kein (oder nur wenig) Klebereiweiß verträgt. Und außerdem, dass sich die Symptome nicht mal im Darm zeigen, und das macht es so schwierig. Was es auf der anderen Seite allerdings wieder einfacher macht, ist die Tatsache, dass das Verzehren von Getreide-Klebereiweiß beziehungsweise Milcheiweiß einen primären und sekundären Effekt hat, wie der obigen Beschreibung zu entnehmen ist.

Andreas Ulmichers Auslasstest

Für diesen Test ernähren Sie sich zunächst normal mit Gluten und Milcheiweiß – es sei denn, sie vertragen Sie von vornherein nicht, dann verbietet sich dieser Test natürlich. Achten Sie aber darauf, dass die Ernährung *ansonsten* gesund und ausgewogen ist, d.h. Sie sollten sich möglichst nach den Richtlinien dieses Buchs ernähren (falls Sie ein basischer Ernährungstyp sein sollten, nehmen Sie für diesen Test bitte *trotzdem* Getreide und Milcheiweiß, obwohl es für Sie ungünstig ist). Das Ganze für 14 Tage. Danach ernähren Sie sich für 14 Tage konsequent und strikt gluten- und milcheiweißfrei. Beobachten Sie die folgenden Erscheinungen und geben Sie ihnen Schulnoten:

	Ende der Phase mit Gluten + Milcheiweiß	Ende der Phase ohne Gluten + Milcheiweiß
Hautjucken, Juckreiz	Note X	Note Y
Schmierige Stühle	Note X	Note Y
Stinkende Stühle	Note X	Note Y
Verstopfte Nase morgens	Note X	Note Y
Innere Unruhe / schlechter Schlaf	Note X	Note Y
Hautirritationen, Aphten, Einrisse, Fissuren	Note X	Note Y
Blähungen	Note X	Note Y
Sodbrennen + Völlegefühl	Note X	Note Y

Geben Sie Note „1" für keinerlei Beschwerden in diesem Bereich beziehungsweise für ein „sehr gut" und geben Sie Note 6 für massive Beschwerden beziehungsweise „sehr schlecht".

Am Ende zählen Sie die Schulnoten zusammen und bilden einen Durchschnittswert. Sollte der Durchschnittswert der Noten „Y" um *mehr als 1,5 besser* sein als der Durchschnittswert der Noten „X", dann sollten Sie eine längerfristige, gluten- und milcheiweißfreie Diät ins Auge fassen. Liegt der Unterschied zwischen *0,5 und 1,5*, dann sollten Sie in Zukunft darauf achten, nur wenig Gluten und Milcheiweiß zu verzehren. Sie brauchen es allerdings dann nicht strikt und konsequent immer zu vermeiden. Sollte der Unterschied *geringer als 0,5* sein, brauchen Sie auf Gluten und Milcheiweiß nicht weiter zu achten.

Tipp:

Sie können den Test anschließend auch noch einmal mit jedem der Eiweiße einzeln vornehmen. Nehmen Sie sich hierfür wieder 14 Tage Zeit. Ganzheitlich betrachtet, sind die beiden Eiweiße in ihrer Wirkung auf den Stoffwechsel recht ähnlich.

Wo sind Gluten und Milcheiweiß drin?

Gluten (Getreide-Klebereiweiß) steckt in folgenden Getreidesorten und daraus hergestellten Nahrungsmitteln: Weizen, Gerste, Roggen, Hafer, Dinkel, Tritikale, Emmer, Urkorn, Einkorn und Wildreis. Gelegentlich ist Gluten auch Nahrungsmitteln zugesetzt. Dies muss als Zusatzstoff auf den Angaben über die Inhaltsstoffe verzeichnet sein.

Milcheiweiß ist vorhanden in: Vollmilch, Milch der Halbfettstufe und Magermilch, in Quark, Käse, Buttermilch, Joghurt und allen sonstigen Milchprodukten außer in Sahne und Butter, die zwar auch Milcheiweiß, dies aber in vernachlässigbar geringen Mengen, enthalten. Die Mengen an Milcheiweiß in Butter und Sahne sind m. E. nach so gering, dass sie in einer milcheiweißfreien Diät genossen werden dürfen. Milcheiweiß kann auch Fertiglebensmitteln zugesetzt sein und hier besonders Backmischungen und natürlich fertigen Backwaren.
Ich habe mir erlaubt, die Diät gleich auf die beiden Ernährungstypen abzustimmen, wenn Sie sich „Tag 1" ansehen, werden Sie feststellen, dass diese Variante eher eiweißbetont ist und daher überwiegend den „basischen Ernährungstyp" anspricht, während „Tag 2" mehr den „enzymorientierten Ernährungstyp" anspricht und eher eiweißarm ist.

Tipp:

Wenn Sie die Diät noch ein wenig konsequenter gestalten wollen, verzichten Sie zusätzlich auf Eierspeisen!

Ein typischer Tag mit der Diät

	Tag 1	Tag 2
Frühstück	Reiswaffeln oder glutenfreies Brot, ein TL Butter, Aufschnitt oder kalter Braten 2 Scheiben, eingelegte Gewürzgürkchen	Gemischtes Obst oder „grüner Smoothie" mit Heidelbeeren, Banane und Feldsalat, eine kleine Handvoll angekeimter Mandeln.
Mittagessen	Endiviensalat mit Zitrone und Olivenöl, Tafelspitz mit reinem Meerrettich und Salzkartoffeln.	Selbstgemachtes Papaya-Himbeer-Fruchkompott, Hähnchenbrust Natur mit Reis und Ajvar
Abendessen	Kleines Stück Lachs in Kräutermarinade, Brokko-liröschen und Mandelsplitter	Zwei Scheiben glutenfreies Brot mit veganem, herzhaftem Aufstrich aus dem Reformhaus

Gesamte Beurteilung:

Im Gegensatz zu den bisher besprochenen Diäten hilft dieser Diätansatz mehr Menschen, auf der anderen Seite allerdings nicht so nachhaltig. Meiner Beobachtung nach sehen **60%** aller Personen mit diesem Diätansatz Verbesserungen, die sich allerdings **überwiegend im leichten bis mittleren Bereich** bewegen. Bedeutet: eine „dramatische Umstimmung" darf man von dieser Diät nicht erwarten. Wenn Sie sich allerdings durchschnittlich gut fühlen, eventuell das entscheidende Tüpfelchen auf dem „i", sich gut zu fühlen. Gesamte Bewertung und Durchschnittsnote daher von mir: **2 bis 3.**

Vegetarische und Vegane Diäten

Meiner Beobachtung nach eher ein Randdasein bei den Diäten für chronisch-entzündliche Darmerkrankungen führen die fleisch- und fischfreien Diäten oder allgemein tierproduktfreie Diäten. Zunächst einmal: diese Diäten haben im Gesundheitsbereich klar ihre Berechtigung. So haben z.B. mehrere Ärzte in den letzten Jahren festgestellt, dass man mit einer vegetarischen (oder überwiegend vegetarischen) Kost bei zunehmendem Alter verschiedene Degenerationskrankheiten, vor allem Diabetes Typ 2 sowie Gicht, vorbeugen kann. Chronisch-entzündliche Darmerkrankungen unterliegen allerdings zu ca. 70% anderen Stoffwechselbedingungen und so ist es nicht verwunderlich, dass die meisten der Diäten für diese Erkrankungen eher *kohlehydratrestriktiv* sind.

Bei einer vegetarischen Ernährung lassen Sie Fleisch, Fisch, sowie alle daraus unmittelbar und mittelbar hergestellten Produkte in Ihrer Ernährung weg. Die *vegane* Ernährungsweise ist der vegetarischen gegenüber noch einmal verschärft: sie verbietet tierische Nahrungsmittel *insgesamt,* was z.B. alle Milchprodukte, alle Produkte, die aus Ei hergestellt wurden und natürlich Eier selbst, sowie auch andere Tierprodukte, wie beispielsweise Honig, umfasst. Darüber hinaus wird auch noch die vegane *Lebens*weise definiert: vollständiger Verzicht auf alle von Tieren abstammenden Materialien und Produkten: das betrifft neben Nahrungsmitteln beispielsweise Kleidung, Kosmetika, Medikamente etc.. Ich denke, ich brauche nicht weiter darauf einzugehen, dass diese Lebensweise sehr schwer (beziehungsweise nur mit einigem an Logistik) realisierbar ist.

Die Theorie hinter vegetarischer bzw. veganer Kost

Grundsätzlich geht die Theorie hinter diesen Ernährungsweisen davon aus, dass hoher Fleisch- oder allgemein Eiweißkonsum für einen Großteil der degenerativen- und Zivilisationskrankheiten verantwortlich ist, beziehungsweise vom Gegenteil, dass eine fleischfreie Kost vor Zivilisationskrankheiten bewahren könne. Der zweite, umweltmedizinische Aspekt betont die ungünstige Haltung und die (z.B. medikamentösen) Belastungen, unter denen Nutzvieh heute aufgezogen wird, und geht davon aus, dass auch dieser Umstand gesundheitlich nachteilige Effekte auf den Fleischesser hat. Noch einmal stärker betont und allgemein auf Tierprodukte ausgedehnt wird dies bei der veganen Ernährung.

So wird zum Beispiel die Mast und die damit unweigerlich einhergehende unnatürliche Ernährungsweise bei der Viehzucht als schädlich für die Gesundheit der Tiere, die sie betrifft, und damit letzten

Endes natürlich auch für die Menschen, die deren Fleisch verzehren, angesehen. Wissenschaftliche Untersuchungen konnten dies durchaus schon bestätigen. So ist beispielsweise das Verhältnis von Omega-3- zu Omega-6-Fettsäuren bei Mastvieh um ein Vielfaches ungünstiger als bei Weiderindern, die mit Gras aufgezogen wurden. Abgesehen natürlich von den Medikamenten und Stresshormonen, die besonders den Darm des Konsumenten belasten.

Darüber hinaus werden ethische und natürlich auch religiöse und spirituelle Aspekte ins Feld geführt.

Während sich Gesundheits-Experten bei Fragen der Aufzucht und Haltung uneingeschränkt einig sind, dass Fleisch aus Mast- beziehungsweise Massentierhaltung (sowie deren Produkte) ungesund sind, so ist die These, dass eine fleischhaltige Ernährung *insgesamt* ungesünder ist als eine vegetarische, derzeit auf dem Prüfstand.

Vegetarisch lebende Menschen sind von vornherein gesundheitsbewusster

Bildet man einen Querschnitt durch die Bevölkerung, so wird klar, dass Vegetarier (erst recht Veganer) in der Mehrheit aus „kritischen Konsumenten" bestehen, die nachdenklicher sind, was das Thema Gesundheit im Zusammenhang mit Essen und Konsum im Allgemeinen angeht. Sie leben insgesamt natürlicher und gesünder, mit einer gesünderen Kost, weniger Zucker, Alkohol, und weiteren Reiz- und Suchtstoffen. Im Querschnitt treiben sie auch mehr Sport, bewegen sich öfter und mehr und achten auch in der Auswahl ihrer Konsumprodukte stärker auf Nachhaltigkeit (das betrifft nicht nur Lebensmittel -> Bio- Produkte, sondern auch Reinigungsmittel und Chemikalien beispielsweise für handwerkliche Tätigkeiten, Möbel, Kosmetika etc.).

So ist es nicht verwunderlich, dass Vegetarier und Veganer sich gegenüber dem Querschnitt an Gemischtköstlern als gesünder erweisen. Im Umkehrschluss: wenn man zur gesunden Kost eines durchschnittlichen Vegetariers etwas Fleisch dazu nimmt, aber oben erwähnte Reizstoffe und Zucker weglässt, wird die Kost davon nicht ungesünder (wenn es sich um hochwertiges Fleisch handelt). Ethische und sonstige Aspekte der vegetarischen Lebensweise natürlich immer außen vor, die alle natürlich ihre Berechtigung haben.

Insgesamt weniger Eiweiß und meist auch weniger Fett

Wenn Sie eine vernünftig zubereitete vegetarische Kost neben eine ebenso vernünftig zubereitete gemischte Kost setzen, ist der relative Eiweißgehalt in aller Regel niedriger. Dazu kommt noch, dass die üblichen pflanzlichen Eiweißträger neben Eiweiß auch noch Stärke (also Kohlehydrate) enthalten. Zwar lässt sich durch Kombination pflanzlicher Eiweißträger eine hohe biologische Wertigkeit erreichen, der Stärkegehalt bleibt aber, was eine stärkearme Kost sehr schwierig macht, wenn man dazu noch vegetarisch Leben möchte.

Da tierische Eiweißträger in aller Regel auch so genannte „versteckte" Fette enthalten, sind die Speisen in aller Regel auch fettärmer. Es ist auch schwieriger, auf vegetarischem Wege ein ausgewogenes Verhältnis zwischen Omega-3- und Omega-6-Fettsäuren zu erreichen. Wenn man nicht bewusst Fett hinzufügt, sind die Speisen insgesamt eher fettarm.

Ist vegetarische Kost leichter verdaulich als Mischkost?

Diese Frage hat zwei Antworten, und je nach dem größten zugrundeliegenden Problem bei der Erkrankung kann dies Vorteile oder Nachteile haben. Zunächst zum Vorteil: vegetarische Kost belastet im Allgemeinen das Enzymsystem und auch den Dickdarm weniger stark als gemischte Kost, wenn man die allgemeine Verdaubarkeit im Sinne der Energiegewinnung sieht: Eiweiß und Fett verlangen mehr enzymatische Verdauungsarbeit als Stärke / Kohlehydrate, wenn wir die Zubereitung mal außen vor lassen (beispielsweise Rohkost). Ein Stück Fleisch ist absolut gesehen schwerer verdaulich als eine Portion Reis, welche die gleiche Energiemenge liefert – was zu Belastungen des Verdauungstraktes führen kann. Wessen Enzymsystem schwach ist, profitiert daher unter Umständen von einer vegetarischen Kost, zumindest vorübergehend. Erst recht, wenn sich erweist, dass eine Eiweißbelastung Probleme verursacht.

Dann gibt es noch eine andere Seite dieses Themas: die betrifft die Verdaulichkeit von Fleisch und Fisch gegenüber anderen *tierischen* Eiweißträgern wie Milchprodukten oder Ei. Wer sich vegetarisch, aber nicht vegan ernähren möchte, wird als Eiweißträger zwangsläufig zu

Milchprodukten und Eiern greifen (Soja ist ein spezielles Thema, auf das ich im nächsten Punkt zurückkommen werde). Sowohl Milchprodukte als auch Eier sind meiner Erfahrung nach schwerer verdaulich als qualitativ hochwertiges und gut und schonend zubereitetes Fleisch, beispielsweise von Pute, Lamm, Wild, Rind oder Huhn, mehr Menschen reagieren mit Allergien und Unverträglichkeit gegenüber diesen Arten von Eiweiß.

Nachdem ich mich selbst jahrelang gemischt ernährt habe, orientiere ich mich mittlerweile wieder mehr in die vegetarische Richtung, um meiner genetischen Enzymschwäche Rechnung zu tragen. Ich weite diese Empfehlung aber keineswegs auf meine Patienten aus.

Vegane Ernährung: Soja, ein zweischneidiges Schwert

Vegane Ernährung sieht vollkommene Freiheit von Tierprodukten vor, also auch Milch, Ei und andere Tierprodukte wie beispielsweise Honig. Es ist eine rein pflanzliche Kost, die unter bestimmten Umständen, zumindest kurz- bis mittelfristig, Vorteile haben kann, weil sie den Darm von schwerer verdaulichen Nahrungsmitteln entlastet.

Viele Veganer versuchen ihren Eiweißbedarf über Sojaprodukte zu decken. Allerdings haben Sojaprodukte nicht nur Vorteile und sind auch lange nicht so gesund, wie ihnen immer nachgesagt wird. Das trifft zumindest auf nicht-fermentierte Sojaprodukte wie Tofu zu. Soja ist zwar in der Tat in jeder Form eine reiche Eiweißquelle, enthält allerdings in nicht-fermentierter Form so genannte „Anti-Enzyme", die Phytate. Phytate sind Stoffe, welche die Aufnahme bestimmter Mineralstoffe und Spurenelemente behindern, beispielsweise Eisen, Kalzium, Phosphor, Mangan, Selen, Zink, Magnesium. Dadurch kann sehr langfristig ein Mineralstoffungleichgewicht entstehen. Für fermentierte Sojaprodukte, wie beispielsweise *Natto* oder auch Sojasauce, trifft dies nicht zu. Wenn Sie also Sojaprodukte in Ihre Ernährung aufnehmen wollen, sind Sie mit dem (geschmacklich gewöhnungsbedürftigen) Natto optimal bedient, zumal es auch noch lebenswichtiges Vitamin K_2 (Menachinon-7, ein wichtiger Faktor bei Blutgerinnung, Knochenstoffwechsel und Gefäßgesundheit) enthält.

Durch eine sehr durchdachte Zusammenstellung und Kombination pflanzlicher Nahrungsmittel kann man auch über eine vegane Ernährung eine optimale Eiweißzufuhr erreichen. Allerdings zu dem Preis, dass Sie auch sehr viel Stärke und Ballaststoffe bekommen, denn die Stärke können Sie auch aus eiweißreichen pflanzlichen Nahrungsmitteln nicht eliminieren. Sie können über die Kombination mehrerer pflanzlicher Eiweiße sowie pflanzlicher und eines tierischen Eiweißes (Beispiel: Kartoffel und Ei) eine *höhere biologische Wertigkeit* erreichen als beispielsweise mit Rindfleisch. Aber, wie bereits gesagt, handelt es sich dann immer noch um eine recht stärkereiche Kost. So ist z.B. die Lutz-Diät mit einer vegetarischen Ernährungsweise (erst recht einer veganen) nicht realisierbar. Sinngemäß soll Lutz einmal gesagt haben: „Wenn Sie sich vegetarisch ernähren wollen, dann sollten Sie gleich zu Rohkost übergehen – wie die Affen!"

Wenn eine tierische Eiweißbelastung des Darms eliminiert werden soll – das kann beispielsweise bei Fisteln nützlich sein, auch bei anderen eitrigen Entzündungen – ist eine vegane Ernährung sehr nützlich. Als *Heildiät* in einem kurz- bzw. mittelfristigen Rahmen ist sie sehr sinnvoll. Allerdings kaum als Dauerernährung.

Spotlight: biologische Wertigkeit

Wenn es darum geht, was eiweißreiche Nahrungsmittel tatsächlich für den Körper und den Stoffwechsel an Gutem tun können, kommt die biologische Wertigkeit ins Spiel. Dieser Wert gibt an, wie viel körpereigenes Eiweiß theoretisch unter optimalen Bedingungen aus 100g Fremdeiweiß gebildet werden kann. Dabei muss immer wieder betont werden: *in der Theorie unter optimalen Bedingungen*, das bedeutet, wenn alle sonstigen Faktoren stimmen. Die Definition ist etwas kompliziert, also werde ich sie anhand eines Beispiels näher bringen.

Nehmen wir einmal an, Sie würden 80 kg auf die Waage bringen. Die biologische Wertigkeit eines Eiweißes wird gleich 100 gesetzt, wenn Sie mit 0,5 g dieses Eiweißes, multipliziert mit ihrem Körpergewicht in kg, eine ausgeglichene Bilanz zwischen Auf- und Abbau von Körpereiweiß erreichen, in Ihrem Fall wären das 40 g

Eiweiß. Würden Sie nur 70 kg wiegen, würden Sie die gleiche (ausgeglichene) Bilanz mit 35g Eiweiß erreichen. Hat Eiweiß eine niedrigere biologische Wertigkeit, müssten Sie demnach mehr Eiweiß verzehren, um diese ausgeglichene Bilanz zwischen Auf- und Abbau zu erreichen, und zwar nach der Formel:

0,5 x 100/BW(Wert) x Körpergewicht in kg = g benötigtes Eiweiß.

Nehmen wir einmal an, Sie würden ein Eiweiß mit einer biologischen Wertigkeit von 80 verzehren, und wögen 70 kg, dann wären das entsprechend:

0,5 x 100/80 x 70 kg = 0,625 x 70 = 43,75 g für eine ausgeglichene Bilanz.

Die optimale biologische Wertigkeit wird von Eiweißen dann erreicht, wenn alle Aminosäuren im besten Verhältnis zueinander stehen. Eiweiß (vom Hühnerei) wurde mit 100 festgesetzt und man glaubte lange, dies wäre das Optimum. Es gibt noch einige Eiweiße mit einer leicht höheren Wertigkeit und vor allen Dingen Kombinationen von Eiweißen mit höherer Wertigkeit. Beispielsweise ergibt die Kombination ein Drittel Vollei zu zwei Dritteln Kartoffeln eine biologische Wertigkeit von über 130. Aber um es noch einmal klarzustellen: es geht hier um das *Eiweiß*, das in den Nahrungsmitteln enthalten ist, und nicht um das Nahrungsmittel *insgesamt*. Es macht also wenig Sinn, zu sagen, dass Sie bei einer biologischen Wertigkeit von Kartoffeln von 76 mit rund 47 g Kartoffel bereits Ihren Eiweißbedarf decken, wenn Sie 70 kg wiegen sollten, denn 100 g Kartoffel enthalten insgesamt nur ca. 2 g Eiweiß. Sie müssten also theoretisch rund 2,3 kg Kartoffeln verzehren, um Ihren Eiweißbedarf zu decken!

Auf einen Blick: Vor- und Nachteile einer vegetarischen Lebensweise

Vorteile	Nachteile
- Bewusstere Nahrungsauswahl - Vermeiden von Belastungen, die durch Massentierhaltung entstehen - Geringere Belastung des Darms mit Eiweiß - Weniger enzymatische Verdauungsarbeit vonnöten - Als Heildiät unter gewissen Umständen sehr gut geeignet - Ökologische und ethische Aspekte - Beugt vielen degenerativen Krankheiten vor	- Milcheiweiß und Hühnereiweiß sind schwerer verdaulich und allergologisch problematischer als z.b. Rind oder Huhn - Eiweißreiche pflanzliche Nahrungsmittel enthalten auch viel Stärke - Unter Umständen große Nahrungsaufnahme notwendig, um ausgeglichene Eiweißbilanz zu erreichen - Stärkereiche Kost kann Gärungsdyspepsie fördern - Eiweiß (und Fett-)arme Kost kann das hormonelle Gefüge schwächen

Ein Beispieltag mit vegetarischer / veganer Kost

	Vegetarisch	Vegan
Frühstück	Kleine Hand dunkler Trauben, 2 Scheiben Natursauerteigbrot oder Dinkelbrot mit Butter und Rührei mit Steinsalz	5 Datteln (ohne Sirup), 5 angekeimte Mandeln, 3 Scheiben Reiswaffeln mit veganem, herzhaftem Brotaufstrich
Mittagessen	Kartoffelauflauf mit Brokkoli, Knoblauch und etwas geriebenem Käse	Kleine Portion Feldsalat, Spaghetti mit Cashew-Oliven-Bärlauchpesto
Abendessen	Grünkernbratlinge, Pellkartoffeln und Sour Cream oder Kräuterdip oder selbst gemachte Kräuterbutter	Sellerieschnitzel, marinierte Tomaten, Artischocken und Auberginen bzw. „Caponata" sizilianische Art

Fazit: Empfehlungen für eine vegetarische / vegane Ernährungsweise

Vegetarische beziehungsweise vegane Diäten rangieren bei der Therapie chronisch-entzündlicher Darmerkrankungen eher unter „ferner liefen", da bei diesen Krankheiten die Energiebilanz und die Nährstoffbilanz in den Vordergrund tritt: die entzündlichen Stoffwechselreaktionen und die Verluste durch eine verschlechterte Verdauung machen unter Umständen die Mehr-Zufuhr hochwertiger Eiweiße beziehungsweise auch Fette notwendig, die unter einer vegetarischen, erst recht unter einer veganen Ernährung sehr schwer erreichbar sind. Wer sich vegetarisch, mehr noch wer sich vegan ernährt, muss sehr genau wissen, was er tut. Ich habe mit vegetarischer Kost nur bei wenigen Menschen mit chronisch-entzündlichen Darmerkrankungen Verbesserungen erlebt, und wenn, dann nur wenn die Enzyme an der Erkrankung mitbeteiligt waren. Vegane Kost kann unter Umständen bestimmte Beschwerden wie Eiterungsprozesse (Fisteln, Pyodermie), eine PSC oder Gelenkbeschwerden abmildern. Hier hilft es 40 bis 50% aller Betroffener solcher Beschwerden.

Als Schon- und Reduktionsdiäten über einen gewissen Zeitraum und für gewisse Situationen sind vegetarische und vegane Diäten daher auch bei den chronisch-entzündlichen Darmerkrankungen sehr wertvoll. *Ansonsten* gilt die Einschätzung von Ernährungsexperten für den mitteleuropäischen Raum für Menschen *ohne* Verdauungsstörungen:

Rund ein Drittel aller Mitteleuropäer kann sich bei langfristig optimaler Gesundheit vegetarisch Ernähren, rund 2-3% aller Mitteleuropäer können sich bei langfristig optimaler Gesundheit *vegan* ernähren (die dann allerdings sehr genau wissen sollten, was sie tun).

Daher gibt es für die vegetarische Kost von mir zwei Bewertungen: eine für die Spezialsituation, die eine Heildiät notwendig macht: **Note 1 bis 2** (Vorausgesetzt natürlich immer, sie ist klug zusammengestellt!) Und eine für grundsätzlich (im Kontext: chronisch-entzündliche Darmerkrankungen): **4 -**.

Rohkost (mit grünen Smoothies)

Dann und wann hört man in der Gesundheits-Szene von dem/der ein- oder anderen, der/die sich mit Rohkost geheilt haben soll. Wobei dies überwiegend Krebspatienten und Betroffene degenerativer Erkrankungen betrifft. Crohn- oder Colitis-Patienten, die sich mit einer ausschließlich rohen Kost geheilt haben sollen, sind sehr rar, aber es gibt sie. Beispielsweise ist in den USA ein Herr Paul Nison recht bekannt, der sich von Morbus Crohn mithilfe einer reinen Rohkost-Diät befreit haben soll und heute noch rohköstlich lebt. Von ihm stammt übrigens ein amüsanter, aber dennoch bemerkenswerter Spruch, den ich an dieser Stelle übersetzt wiedergeben möchte:

„Ich bin dann mit meinen Darmbeschwerden zum Arzt gegangen, und der hat mir gesagt, was ich essen soll und was nicht, und außerdem hat er mir bestimmte Medikamente gegeben. Mein Zustand ist davon aber schlechter geworden. Dann habe ich einen Arzt gesucht, der bekannt dafür ist, dass er sich mit Crohn auskennt. Hab das gemacht, was er empfohlen hat, und es ist mir wieder schlechter gegangen. Also habe ich eine große Kapazität, die landesweit bekannt ist, aufgesucht, und habe mich an seine Empfehlungen gehalten. Und es ist mir wieder schlechter gegangen. Und dann habe ich mir gesagt: „Hey, wenn es dir immer schlechter geht, wenn du dich an die Ratschläge von den Ärzten hältst, musst du das Gegenteil machen!" Jeder Arzt hat mir gesagt: Rohkost ist nichts für mich. Also habe ich mit Rohkost angefangen und hey, es ging mir besser!" (Paul Nison sinngemäß in einem Interview).

Wahrscheinlich denken die allerwenigsten Betroffenen einer chronisch-entzündlichen Darmerkrankung je über eine Rohkosternährung nach, geschweige denn, dass Sie sie ausprobieren. Ich hatte mal kurze Rohkost-Phasen während meiner Experimentierphase mit verschiedenen Diäten über Wochen / einige Monate und reagiere selbst „völlig untypisch": mit hartnäckiger Verstopfung. Was aber nichts an der Tatsache ändert, dass sie bei den meisten den Darm erst einmal tüchtig in Aufruhr versetzt. Das schreckt ab, genauso wie die Tatsache, dass diese Ernährungsform einen „Essens-Genuss" im landläufigen Sinne nahezu ausschließt. Rohkost-Diäten sind sehr restriktiv und noch wesentlich schwieriger einzuhalten als die besprochene „spezielle Kohlehydratdiät".

Was ist dran am Gesundheits-Mythos?

Die Theorie der Rohkost-Ernährung fußt auf der Annahme, dass der Mensch als einziges Lebewesen seine Nahrung durch Kochen verändert und sich damit die „Zivilisationskrankheiten" eingehandelt hat, zu denen im Wesentlichen alle chronischen Krankheiten gezählt werden, von MS über Diabetes und Rheuma bis hin zu Gicht, Herz-Kreislauf-Erkrankungen und Krebs. Und dass man, um diese Erkrankungen zu heilen, generelle Kochkost-Abstinenz üben muss: je nach Ausrichtung der Ernährung reduziert sich die Kost auf:

- Rohes Gemüse
- Rohes Obst
- Rohe Salate und Blattgemüse
- Rohe und unverarbeitete Getreidewaren (nicht bei allen Rohkost-Richtungen)
- Rohe (und möglichst angekeimte) Samen, Nüsse und Ölsaaten
- Bei Instincto-Rohköstlern: rohes Fleisch, Fisch, rohe Tierprodukte

Zur Instincto-Rohkost fühlen sich meinen Recherchen nach nur sehr wenige Rohköstler hingezogen, sie üben Konsequenz und verbannen zusätzlich zur Rohkost Fleisch und allgemein tierische Nahrungsmittel gleich mit und pflegen die „vegane Rohkost". Der Vorteil von rohen Nahrungsmitteln ist, dass sie nicht durch Verarbeitung „denaturiert" werden, was zum Beispiel auf Eiweiß zutrifft. Von Milcheiweiß wissen wir heute, dass es umso stärker denaturiert und schlechter verdaulich ist, je mehr, öfter und höher es erhitzt wird. Ultrahocherhitzte H-Milch wird als deutlich schlechter verdaulich eingestuft als „nur" kurzpasteurisierte Milch. Der zweite Punkt sind die Enzyme: Nahrungsmittel, die ihre Enzyme gleich „mitliefern" sollten zumindest in der Theorie optimal verdaulich sein, und Enzyme werden bei der Erhitzung auf mehr als 43°C abgetötet (was im Übrigen auch auf die Milch zutrifft). Die Qualität der Nahrungsmittel leidet also durch das Erhitzen oft erheblich (wenn auch nicht in allen Fällen: so werden z.B. Oligogalakturonsäuren aus Karotten nur durch Erhitzen freigesetzt).

„Wenn es nicht mehr natürlich ist, dann macht es krank" – auf diesen Nenner könnte man die Ernährungsphilosophie der Rohkost-Szene bringen. Krankheiten entstehen, weil der Körper sich während der Evolution nicht an das Verzehren gekochter Nahrung in der relativ kurzen Zeitspanne, in der Feuer und damit Methoden des Kochens verfügbar waren angepasst hat. Was zu der Hypothese geführt hat, der Körper würde mit dem Verzehr gekochter Nahrung „vergiftet" werden und dadurch letzten Endes erkranken.

Was theoretisch in jedem Fall diskussionswürdig erscheint, erhält einen bitteren Beigeschmack in der Militanz einiger Rohkostgruppierungen, die – auch über das Medium Internet – teilweise Krieg untereinander, gegen die „Schulmedizin", aber auch gegen andere naturheilkundliche Richtungen führen und für sich Alleinstellungsmerkmal in der „Heilungskompetenz" beanspruchen: „nur wenn du lebst und isst wie wir, kannst du gesund werden – alles Andere ist Betrug." Ich bin mir ziemlich sicher, das schreckt viele, selbst für unangenehme und mit Einschränkungen verbundene Alternativen offene Personen nachhaltig ab.

Klar, wer behauptet, dass seine Methodik beziehungsweise seine Ernährung die allein seligmachende Weisheit wäre und alle anderen Gesundheits-Schulen überhaupt keine Daseinsberechtigung hätten, ist im Grunde genommen wie die Medizin in vielen Bereichen: er ignoriert, dass der Stoffwechsel zweier Menschen noch unterschiedlicher sein kann als das äußere Erscheinungsbild und dass manch eine Person gegenüber einer anderen mit dem kompletten Gegenteil optimale Gesundheit erreicht. Der Eine ernährt sich vegetarisch und fühlt sich damit top, der andere isst wenig Stärke, aber viel tierisches Protein und fühlt sich damit sehr wohl. Menschsein bedeutet Individualität und lässt sich nicht über einen Kamm scheren. Auch der Hinweis auf die von vielen Rohkost-Ideologen gerne zitierten Bonobos und Schimpansen und deren genetischer Ähnlichkeit mit uns ist da nicht besonders hilfreich, haben diese doch nicht von sich aus weite Gebiete der arktischen Tundra besiedelt, wo ihnen keinesfalls „Früchte in den Mund gewachsen" wären.

Also lassen wir die Ideologie mal weg und konzentrieren uns auf die Fakten. Fakt ist: Rohkost *kann* unter gewissen Umständen einen Heilimpuls setzen – vorausgesetzt, man macht es richtig. In meiner Phase mit Rohkostexperimenten hatte ich als Überbleibsel vom Morbus Crohn immer noch nässende Ekzeme und Fissuren am After, die bald nach Beginn der Rohkost-Ernährung intensiv zu brennen begannen und nach wenigen Tagen deutlich weniger nässten. Wäre ich nicht ständig hungrig und müde gewesen, hätte ich nicht wieder abgenommen und wäre ich nicht so hartnäckig verstopft gewesen, hätte ich dabei bleiben können (wobei ich je nach Jahreszeit heute noch zwischen 20 und 60% Rohkostanteil habe). Rohkost braucht mehr „Energie" zum Verdauen aber liefert ihre Enzyme zumindest zum Teil selbst, Rohkost löst über den „vagotonen Reflexbogen" (der bereits mit dem notwendigen, intensiven Kauen beginnt und sich beim eigentlichen Verdauungsvorgang noch verstärkt) intensiven Entgiftungsreiz aus – für viele Zivilisationsmenschen mit „grauenvollen Erfahrungen" während der ersten Tage, unter Umständen Wochen. Die allerdings zum Teil auch daher rühren, dass es nicht richtig gemacht wird. Aber das steht auf einem anderen Blatt.

Dieser Entgiftungsreiz kann wirken, wenn nicht von vornherein eine Darmatonie (eine Verlangsamung der natürlichen Darmbewegung / Peristaltik) besteht, was leider oft der Fall ist. Denn die meiste Rohkost reagiert *im Verdauungstrakt* sauer (Ausnahme sind Bitterstoff-enthaltende Grünblattgemüse, wenn sie sehr intensiv gekaut wurden), reizt demzufolge die Darmschleimhaut und gaukelt dem chronisch verstopften Zivilisationsmenschen vor, endlich einen „gescheiten Stuhlgang" zu haben – was ja durchaus schon eine sehr heilsame Erfahrung sein kann, auf diese Weise halb-freiwillig seinen Darm zu reinigen. Aber letzten Endes lässt diese *reizende* den Darm noch träger werden, eine Darmatonie kann sich verstärken. Das Gegenteil bei den chronisch-entzündlichen Darmerkrankungen:

Wenn dort, was oft der Fall ist, eine *Gärungsdyspepsie* besteht und Durchfälle auslöst oder verstärkt, werden diese schlimmer, der Darmtrakt noch saurer. Bei einer Fäulnisdysbiose und entsprechend veränderter Darmflora hingegen kann der „Entgiftungsreiz" auch auftreten und nach einigen unschönen Reaktionen eine Verbesserung bewirken. Ob diese dann auf Dauer ist, ist allerdings fraglich.

Meine Meinung ist: trifft man „den Punkt" und macht vor allen Dingen die Ernährungsumstellung *richtig*, können sich durch Rohkost erstaunlich positive Effekte auf die Gesundheit einstellen. Die aber fast nie von Dauer sind oder durch andere Probleme abgelöst werden. Jemand hat mal gesagt: „fast alle Rohköstler verzehren gelegentlich *doch* Kochkost – oder sie lügen", vor allen Dingen, wenn nach einer Weile durchaus positiver Rohkosterfahrungen wieder eine Verschlechterung der Gesundheit eintritt, die allerdings nicht unbedingt was mit der vergangenen Krankheit zu tun haben muss. So hat eine (mir bekannte) Rohköstlerin nach Beginn ihrer Ernährung wohl keine Crohn-Symptome mehr an den Tag gelegt, aber recht bald, nur wenige Tage nach der Ernährungsumstellung Reaktionen einer heftigen Histaminose gehabt, mit stark juckendem und brennendem Ausschlag über den ganzen Körper, innerer Unruhe und Schlaflosigkeit. Des Rätsels Lösung war in diesem Fall eine gewisse Inkompatibilität der veganen Rohkost mit Schwermetall-Restbeständen aus (lange vorher entfernten) Amalgamfüllungen – und der daraus folgenden „vegetativen Erschöpfung" (wenn die vorliegt, funktioniert Rohkost überhaupt nicht!).

Ich weiß durch Kontakt mit vielen Gesundheits-suchenden Menschen über die Briefe von Leuten zu berichten, bei denen es jahrelang wunderbar funktioniert. Aber nur mit viel Logistik machbar ist, um wirklich dauerhaft und in ausreichender Menge alle Nährstoffe zu bekommen. Und ich weiß, und kenne definitiv persönlich Leute, die felsenfest davon überzeugt waren, dass Rohkost die ultimative Ernährung ist – und sich erst richtig krank gemacht haben damit!

Die naturheilkundliche Streitfrage: „Kompatibilität" mit chronisch-entzündlichen Darmerkrankungen

So weit ich „westliche" Ernährungstherapien und –methoden eingesehen und autodidaktisch studiert habe, ist die Meinung einhellig, dass man für eine optimale Gesunderhaltung *die Nahrungsmittel so weit wie möglich in ihrer ursprünglichen, natürlichen Form belassen sollte.* Was letzten Endes auch meint: *nicht erhitzen.* Ich bitte allerdings an dieser Stelle auch die Phrase *so weit wie möglich* in Betrachtung zu ziehen – denn die Forderung, so viel Rohkost wie möglich zu verzehren, kann mit dem Bezug auf *wie möglich* auch bedeuten, dass absolut gesehen nur sehr wenig (oder auch gar keine) Rohkost verzehrt werden kann – im Übrigen nicht nur bei chronisch-entzündlichen Darmerkrankungen.

Auch viele Menschen mit funktionellen Schwächen im Verdauungstrakt können nur wenig, oder fast gar keine Rohkost verzehren – erst recht natürlich viele Menschen mit chronisch-entzündlichen Darmerkrankungen. Wie Sie bereits wissen, setzt eine rein rohköstliche Ernährung einen starken Entgiftungsreiz, der bei vielen so genannten *degenerativen Erkrankungen* zumindest eine Zeitlang wunderbar funktioniert. Auf der anderen Seite setzt sie allerdings auch den oben besprochenen Darm-Reiz und im Prinzip, geht man nach der reinen Lehre, müsste jeder Typ seine individuelle Rohkost-Menge auf die Bedürfnisse seines Stoffwechsels abgestimmt bekommen.

Ein Beispiel: im Gegensatz zur landläufigen Meinung „natürliches Vitamin C stärkt das Immunsystem" habe ich in der Praxis beobachtet, dass die Anhänger frischen Obstes (und hier vor allem von Zitrusfrüchten) im Winter häufiger mit der berühmten „Schnupfennase" durch die Gegend laufen als Menschen, die sich vermeintlich weniger gesund ernähren.

Ich habe manchmal den Eindruck, dass mehr Rohkost das Immunsystem insgesamt „offensiver" reagieren lässt, das heißt auf Kleinigkeiten ansprechen, was in der Theorie ja eigentlich erwünscht ist, in der Praxis – nicht nur bei chronisch-entzündlichen Darmerkrankungen – aber zu unangenehmen Erscheinungen führen kann. Denken Sie immer daran: Gesundheit ist *die Mitte zwischen zwei krankhaften Polen*, nicht „das Gegenteil von Krankheit": ein zu schwaches Immunsystem bereitet Probleme, ein überreiztes Immunsystem, das mit „Autoimmunerscheinungen" reagiert, ebenso. In der Mitte findet sich das stabile, nicht über reagierende und damit gesunde Immunsystem. Meinem Erachten nach kann eine gewisse (befristete) Phase der Rohkost *Einseitigkeiten* ausgleichen, so lange der Darm als Verdauungsmechanismus vernünftig funktioniert.

Aber Rohkost-Fanatiker behaupten ja auch gerne, dass die Rohkost einen nicht regulär funktionierenden Darm in Ordnung bringen kann, und der Meinung bin ich nach jahrelanger Beobachtung ehrlich gesagt *nicht*. Viele Menschen haben sich laut eigener Aussage nur mittels Rohkost von Erkrankungen geheilt, aber Personen, die sich mit Rohkost von *chronisch-entzündlichen Darmerkrankungen* geheilt haben, auch nach eigener Aussage, sind schwerer zu finden als die berühmte Nadel im Heuhaufen. Es gibt nicht viele Paul Nisons auf der Welt.

Von daher finde ich es besser, den Anteil an Rohem an das individuell Machbare anzupassen, als strikt einer Ideologie zu folgen – was leider auch auf einen Rohkostanteil von „Null Prozent" hinauslaufen kann – im individuellen Falle, wohlgemerkt. Allerdings gibt es auch für etliche Menschen mit chronisch-entzündlichen Darmerkrankungen zwei Möglichkeiten, von den unbestreitbaren *Vorteilen* von Rohkost – Natürlichkeit, Vollwertigkeit, Enzymgehalt, sekundäre Pflanzenstoffe und so weiter – zu profitieren, ohne sich deren *Nachteile* – schlechtere Verdaulichkeit, Ballaststoffe, Reizung des Verdauungstraktes – einzuhandeln. Erstens: „grüne Smoothies" und zweitens: Pflanzenpresssäfte.

Was sind grüne Smoothies?

Grüne Smoothies sind Früchte – gemixt mit Blattgrün und Wasser. Sie enthalten 40% Grün. Die Idee hinter den grünen Smoothies ist, dass es sich bei Grünblattgemüse um ein Lebensmittel mit einem äußerst breit gefächerten Nährstoffangebot handelt – das aber so recht schwer verdaulich ist und von dem man außerdem sehr große Mengen essen muss, um gesundheitlich davon zu profitieren. In den grünen Smoothies wird das Grünblattgemüse zusammen mit den Früchten püriert und damit werden

- Die Zellwände zerstört und die Nährstoffe aufgeschlossen
- Das „Volumen" reduziert: größere Mengen sind leichter zu essen

Die Früchte sorgen dafür, dass der Geschmack stimmt (Grünes, beispielsweise Grünkohl, zu pürieren, kann einem schon vom Geruch her ziemlich den Appetit verderben), das Pürieren sorgt dafür, dass man sehr leicht größere Mengen verzehren kann. Es ist für einen gesunden schon recht schwer, ca. 200 g Grünblattsalat zu verzehren, für einen Darmkranken wahrscheinlich in aller Regel unmöglich. Püriert man diese Menge jedoch, ist sie unproblematisch verzehrbar. Dazu kommt, dass dieses Verfahren zwar den Ballaststoffanteil nicht reduziert, es sich bei dem „Grünzeug" aber neben der Zellulose überwiegend um lösliche Ballaststoffe handelt. Und die können den Stuhl sogar „binden", wie ich selbst an mir in der Anfangsphase mit meinen Experimenten mit grünen Smoothies erfahren habe.

Es eignet sich jede Art von Grün und grünem Blattgemüse beziehungsweise Salat, vor allem die dunklen Sorten. Scharfe oder bittere Sorten wie Rucola sollte man aber vermeiden.

Man sollte auch bei den Salaten öfter wechseln: Feldsalat, Spinat, Mangold, Grünkohl, Endivien, Salatherzen, das Kraut von Karotten, rote Beete oder Sellerie (das Kraut von Karotten enthält beispielsweise mehr Provitamin A respektive Beta-Carotin pro 100 g als die Karotte selbst!), um einige Beispiele zu nennen. Wegen der Oxalsäure sollten Sie Spinat nicht zu oft verwenden oder gelegentlich mit dazu setzen. Er ist ein wenig „stumpf" im Geschmack, Feldsalat ist geschmacklich deutlich besser, aber teurer. Durch das Obst wird das „Grünzeug" geschmacklich ausbalanciert.

Vorteil: viele Mikronährstoffe in natürlicher Form

Auch bei den Nährstoffen balanciert das Grüne die Früchte gut aus. Grüne Blattsalate sind reich an:

- Aminosäuren (Gehalt bei bis zu 40% - Karotten z.B. haben nur 3%!)
- Den Vitaminen B_1 bis B_6 und Folsäure
- Beta-Carotin, und anderen Carotinoiden
- Vitamin C
- Alle Mineralstoffe (Kalzium, Magnesium, Kalium, Natrium)
- Spurenelemente wie Kupfer, Mangan, Eisen, Zink, Phosphor…
- Zahlreiche Enzyme, die in Wechselwirkungen mit den übrigen Nährstoffen für optimale Aufnahme durch den Körper treten

Wichtig: die Aminosäuren liegen nicht, wie in tierischem Eiweiß, in so genannten „Clustern" vor, sondern einzeln, und sind dadurch sogar besser vom Körper aufzunehmen, was die grünen Smoothies zu einer überraschend guten Eiweißquelle macht – und sie haben eine große Nährstoffdichte und schmecken dank des Obstes auch noch *süß*, was ja auch nicht gerade zu verachten ist.

Es gibt auch die Möglichkeit, „herzhafte" Smoothies zuzubereiten, indem man Grün, Wurzelgemüse, Gewürzkräuter, ein wenig Steinsalz und einen kleinen Schuss Olivenöl miteinander kombiniert. Allerdings sollte man keinesfalls die recht stärkereichen Wurzelgemüse mit Obst kombinieren – diese Mischung ist schlecht verdaulich und verursacht Blähungen. Der wichtigste Inhaltsstoff ist auf alle Fälle das „Grünzeug".

„Durchfallbremse" grüner Smoothie

Man kann die unterschiedlichsten Obst- und Grünsorten miteinander kombinieren, am zweckmäßigsten bei den chronischen Darmentzündungen ist folgendes Rezept: 1 Banane, eine Birne Abate, eine Handvoll Heidelbeeren, rund 200 g Feldsalat, ein Viertelliter Wasser. Hier wirken Banane, Birne und Heidelbeeren zusammen leicht stopfend, und durch die löslichen Ballaststoffe wird der Stuhl zusätzlich gebunden. Wenn Sie noch geschmeidigeren Stuhl haben wollen, E voila: eine kleine Handvoll Flohsamen (Plantago ovata, Metamucil) dazu, das Ganze quellen lassen, und Sie haben eigentlich alles von der nährstofftechnischen Seite mögliche für einen geschmeidigen, geformten Stuhlgang, der die Darmschleimhaut nicht übertrieben strapaziert und wenig „schmiert", getan. Abgesehen davon, dass diese Mischung Fäulnisdysbiosen im Dickdarm vermindert…

Tipp: In dem Buch „die Vitalrohvolution" von Victoria Boutenko (s. Literaturverzeichnis!) sind zahlreiche süße und herzhafte Rezepte grüner Smoothies zusammengetragen, von sehr einfach bis kulinarisch hochwertig.

Pflanzenpresssäfte

Eine weitere Möglichkeit, in den Genuss der Vorzüge von Rohkost zu kommen, ohne sich die Nachteile einzuhandeln, ist der Pflanzenpresssaft. Damit meine ich keinesfalls Fruchtsäfte, die zwar selbst gepresst immer noch weniger schädlich sind als gekauft, aber nichtsdestotrotz nicht sehr kompatibel mit chronisch-entzündlichen Darmerkrankungen (s. Kapitel 3, „to leave-Liste"). Sondern die Säfte von Grün. Insbesondere deren Gehalt an Chlorophyll ist interessant, weniger interessant hingegen ist ihr Geschmack. Man könnte auch sagen: der ist gewöhnungsbedürftig. Ich empfehle daher, Pflanzenpresssäfte erst dann zur Ernährung dazu zu nehmen, wenn man sich über die grünen Smoothies schon ein bisschen ans Grün gewöhnt hat. Unverträglichkeitsreaktionen sind leider nie so ganz auszuschließen, vor allen Dingen am Anfang. Abgesehen davon, dass das Ganze recht teuer ist. Aber vom Nährwert her eine Überlegung wert, zumindest gelegentlich.

Weizengrassaft enthält: Provitamin A, sämtliche B-Vitamine inklusive B_{12} (wenn auch nur in winzigen Spuren), Vitamin C und K (Phyllochinon), ein Dutzend verschiedene Spurenelemente, Dutzende verschiedener Enzyme, unter anderem die für das Redox-System bei Autoimmunerkrankungen wichtige *Superoxid-Dismutase (SOD)*, nahezu alle Aminosäuren und natürlich Kalzium, Kalium, Magnesium und Natrium. Und Chlorophyll, das dem Blutfarbstoff sehr ähnlich ist. Da er einen erstaunlichen Wert an bioverfügbarem Eisen enthält, eine sinnvolle Alternative zu Eisentabletten bei Blutarmut, wobei die Eisentabletten meist sowieso nicht vertragen werden. Und wer weiß? Vielleicht umgehen Sie ja auch Eiseninfusionen mit dem Verzehr von Weizengrassaft?

Der Nachteil ist, wie gesagt, der Geschmack – und dass es ein ziemlich teurer Spaß wird. Pro Dreiviertelliter müssen Sie mit rund 10 Euro rechnen.

Fazit: Empfehlungen für eine rohköstliche Lebensweise

Die Rohköstler gehen davon aus, dass 100% Rohkost das Optimum für Gesundheit sind. Sämtliche „wissenschaftlichen" und sonstigen naturheilkundlichen Ernährungslehren hingegen, dass ein möglichst hoher Rohkostanteil eingehalten werden sollte. Wobei „möglichst hoch" im Einzelfall – bei diversen Unverträglichkeiten und Verdauungsschwäche – auch heißen kann: „Null Prozent".

Nach reichlichem Beobachten und teilweise selbst ausprobieren halte ich Rohkost für eine sehr gute kurz- bis mittelfristige, stark reinigende Kost – wenn man dafür geeignet ist. Langfristig und als Dauerernährung ist sie nur für sehr, sehr wenige Menschen geeignet. Falls Sie zugleich diszipliniert genug sind und gleichzeitig abenteuerlustig genug, können Sie ein „Reinschnuppern" durchaus wagen, wenn Sie sich an meine Empfehlungen (grüne Smoothies, Pflanzenpresssäfte für den Einstieg) halten und die Wirkungen auf Ihren Körper beobachten. Sollten Sie Glück haben und zu den (sehr wenigen) Menschen gehören, bei denen „alles passt", können Sie erstaunliche Dinge erleben. Wenn aber nicht, werden Sie dies sehr schnell bemerken – und können frühzeitig die Notbremse ziehen. Mein Fazit ist daher ähnlich wie bei der vegetarischen und veganen Ernährung: für *manche* und für *einige Zeit* zum Reinigen des Körpers geeignet und das sehr gut – probieren geht über studieren: **Note 2+.** Für die große Mehrheit der Patienten chronisch-entzündlicher Darmerkrankungen zumindest als Dauerernährung *nicht geeignet.* **Note hierfür: 5.** Zu guter Letzt noch ein

Tipp: Sollten Sie so wagemutig sein, und sich auf Rohkost einlassen, empfehle ich Ihnen unbedingt, rohe Getreideprodukte zu vermeiden – so verlockend diese als „Kalorienquelle" auch sein mögen – halten Sie sich lieber an Grünes, vor allem in Smoothie-Form!

Ernährung nach IgG-Auslassdiäten (Allergien vom zeitverzögerten Typ behandeln)

Für die meisten Betroffenen von Morbus Crohn oder Colitis ulcerosa ist der Ernährungsansatz, den ich im Folgenden vorstelle, wesentlich lebensnäher. Es handelt sich hier um eine Kombination von Auslass-/Rotationsdiät, die sich teilweise schon in den 90ern, mehr allerdings im ersten Jahrzehnt des neuen Jahrtausends in der Naturheilkunde beziehungsweise Komplementärmedizin durchgesetzt haben: *Ernährung nach IgG-Auslassdiäten.*

Es handelt sich dabei um einen Nachweis von Allergien vom Typ III (zeitverzögerter Typ), der zu unterscheiden ist vom klassischen Test auf Allergien vom Soforttyp (Typ I, vom Immunglobulin E vermittelt = IgE).

Letzterer Nachweis erfolgt beim Allergologen, die Ergebnisse können Überschneidungen mit den Testergebnissen auf Nahrungsmittelallergien vom zeitverzögerten Typ haben, müssen aber nicht und sind in einen anderen Zusammenhang zu ordnen.

Nahrungsmittelallergien vom zeitverzögerten Typ (IgG-vermittelte Allergien) bemerken Sie in aller Regel frühestens einige Stunden nach dem Verzehr und spätestens bis zu einer knappen Woche später (aber dies sehr selten, die Regel sind bis maximal 48 bis 72 Stunden nach dem Verzehr), und *müssen dies nicht einmal am Darm bemerken.* Wenn Sie beispielsweise gegen Nachmittag ein paar Erdnüsse verzehren und mitten in der darauffolgenden Nacht stellt sich ein starker Juckreiz an der Kopfhaut ein, bringen Sie beides wahrscheinlich nicht in Zusammenhang. Noch schwieriger wird das Ganze, wenn Sie beispielsweise am Montag eine Handvoll Brombeeren vom Strauch gegessen haben und am Donnerstagmorgen zeigt sich ein kleiner Ausschlag an der Ellenbeuge, den Sie auf eine irgendwann einmal diagnostizierte Neurodermitis zurückführen. Auch das kommt vor…

Das Prinzip hinter IgG-vermittelten Allergien

Immunglobulin G ist eigentlich ein Globulin, das vornehmlich bei bakteriellen Infektionen in Erscheinung tritt und im Normalfall bei Allergien kaum eine Rolle spielt, es sei denn, es liegt von vornherein eine gewisse allergische Disposition vor. Charakteristisch dafür ist, dass im Falle von Nahrungsmittelallergien vom zeitverzögerten Typ zwar der Darm der Brennpunkt des Geschehens ist (hier vor allem der letzte Dünndarmabschnitt), sich die Symptome einer IgG-vermittelten Allergie aber *keineswegs am Darm zeigen müssen.* Hat eine Reaktion zur IgG-Bildung einmal stattgefunden, wird bei Wiederkontakt mit dem gleichen Antigen sehr schnell Immunglobulin G bereitgestellt, allein, bis eine Wirkung bemerkt wird, können wie gesagt Stunden, Tage, unter Umständen bis zu einer Woche vergehen.

In solchen Fällen stellt sich oft ein *Leaky-Gut-Syndrom* ein, also ein „undichter Darm", durch den mehr Antigene ins lymphatische System vordringen können und dort allergische Reaktionen und somit letzten Endes Beschwerden auslösen können. Da die Auslöser fast nie als Allergene bekannt beziehungsweise erkannt werden, können sie in keinen ursächlichen Zusammenhang mit den Beschwerden gebracht werden, die, wie bereits angedeutet, überall im Körper auftreten können.

Nach jahrelanger Beobachtung bin ich mittlerweile der Überzeugung, dass solche „versteckten" Allergien einen Morbus Crohn oder eine Colitis ulcerosa nicht *auslösen*, wohl aber in seiner Intensität verstärken können – und das vor allem, wenn der Betroffene nach meinem Test zur Typfeststellung überwiegend Anteile einer *vegetativen Erschöpfung aufweist*. Je stärker die vegetative Komponente („basischer Ernährungstyp") umso wahrscheinlicher ist, dass solche zeitverzögerten Allergien Beschwerden verstärken.

Aber, um nicht missverstanden zu werden: das Vorhandensein solcher Allergien bedeutet noch nicht, dass sie Beschwerden machen oder verstärken *müssen*. Sie können auch IgG-vermittelte Reaktionen auf Nahrungsmittel (oder sonstige Antigene) haben, *ohne* dass es zu einer wie auch immer gearteten Krankheitsreaktion kommen muss – und das ist das Problem, sowohl bei den Tests, als auch bei der offiziellen Lehrmeinung der Medizin: diese erkennt den Wert von Antikörpertests wie ALCAT oder SELECT181 auf IgG-vermittelte Allergien nämlich nicht an. „Zu teuer und Nutzen nicht nachgewiesen".

Die beiden Ernährungstypen und Ernährungslenkung nach den IgG-Tests

Ich konnte in der Praxis Folgendes beobachten: je höher der Anteil der „vegetativen Erschöpfung" am Krankheitsgeschehen nach meinem Test in Kapitel 4 ist, d.h. je niedriger die erreichte Punktzahl ist, desto wahrscheinlicher zeigen sich positive Effekte bei einer Auslassdiät nach den Empfehlungen eines IgG-Antikörpertests, und desto eher lohnt es sich, das Geld in einen der Test zu investieren. Das bedeutet *nicht* dass diese Komponente bei sehr hoher Punktzahl (einem hohen Anteil an enzymatischer Erschöpfung) *überhaupt keine* Rolle spielt und bei sehr niedriger Punktzahl, dass sie die *Haupt-* beziehungsweise *alleinige* Rolle spielt. Es geht hier nur um Wahrscheinlichkeiten.

Auch jemand mit einer Gesamtpunktzahl von 70 oder mehr kann von einem Test auf IgG-vermittelte Nahrungsmittelallergien profitieren und jemand, der weniger als 30 Punkte erreicht, muss nicht unbedingt davon profitieren, oder profitiert vielleicht erst längerfristig davon.

Tipp: Falls Sie in meinem Test mehr als 50 Punkte erreichen sollten, stellen Sie einen Test auf IgG-vermittelte Allergien zunächst einmal hinten an, und lassen Sie sich beraten, wie Sie mit einer Enzymregulierung Ihren Darm verbessern können. Viele Betroffen sprechen äußerst positiv darauf an, wenn man die Magensäure verbessert. Wenn das nicht hilft, kann man den Test immer noch ins Auge fassen!

Welche Nahrungsmittel vermittelten besonders häufig IgG-vermittelte Allergien?

Natürlich ist die Auswahl der IgG-Allergien vermittelnden Nahrungsmittel von Person zu Person unterschiedlich, aber am häufigsten kommen nach meinen Recherchen die folgenden vor:

- Erdbeeren
- Meeresfrüchte
- Thunfisch
- Weizen und Roggen
- Milchprodukte
- Hühnerei
- Schweinefleisch
- Bohnen, allgemein: Hülsenfrüchte
- Bananen
- Nüsse, besonders Haselnüsse und Erdnüsse
- Nachtschattengewächse, besonders Tomaten und Paprika

Tipp: meiden Sie diese Dinge mal zwei Wochen in einer konsequenten Auslassdiät, wenn Sie nicht sicher sind. Sollten die Symptome sich bessern (vgl. „Gluten-Test"), sollten Sie auch einen Test wie ALCAT oder SELECT 181 ins Auge fassen!

Bewertung der Auslass- und Rotationsdiäten nach IgG-vermittelten Allergien

Nicht wissenschaftlich anerkannt, und sie helfen nicht bei Jedem. Aber bei vielen. Nach meinen Beobachtungen bisher konnten rund 65% aller Personen, die einen Test auf IgG-vermittelte Nahrungsmittelallergien gemacht und deren Anweisungen befolgt haben, mindestens leichte bis mittlere Verbesserungen erzielen. Das Problem dabei: diese Verbesserungen waren nicht von Dauer. Bei den meisten Menschen, die nach Ablauf der Rotationsphase wieder zu ihrer alten Ernährungsweise übergegangen sind, wurden die Symptome über Wochen und Monate hinweg wieder schlechter. Und eine vollständige Heilung *alleine* aufgrund einer Auslassdiät habe ich auch noch nicht beobachtet. Es hilft relativ vielen. Aber es bewirkt keine Wunder. Damit ist sie der gluten- und milcheiweißfreien Diät relativ ähnlich.

Wie bereits angedeutet, ist die Wahrscheinlichkeit, *dass* eine solche Diät hilft, umso höher, je niedriger die erreichte Punktzahl in meinem Ernährungstest ist. Ich zum Beispiel bin ein Typ, bei dem die enzymatische Erschöpfung überwogen hat, und bei mir wurden nie irgendwelche Allergien oder Unverträglichkeiten festgestellt – mal davon abgesehen, dass ich zu meinen kranken Zeiten weder große Mengen Eiweiß und Fett noch Süßes und Fruchtsäfte vertragen habe. Was aber kein Problem einer Allergie, sondern schlicht und ergreifend Darmreizung war. Ich gebe dem Verfahren und der Diät generell daher eine **Note 2 bis 3** – und wer wissen möchte, ob es sich lohnt, Test und Diät zu machen oder nicht, kann sich wie gehabt an mich wenden.

Lektinarme Diäten

Selbst in Kreisen chronisch-entzündlicher Darmerkrankungen ist dieses Thema wahrscheinlich etwas weniger bekannt als Nahrungsmittelallergien, Intoleranzen und Unverträglichkeiten wie Laktose, Fruktose oder Milcheiweiß und Gluten. Lektine können den Darm irritieren, und sind nach einigen Artikeln der amerikanischen, kanadischen, der russischen und englischen Gesundheits-Literatur mitverantwortlich für das IBS, das irritable bowel syndrome, also Reizdarmsyndrom. Meines Erachtens nach sollten die Reaktionen des

Darms auf Lektine als unspezifische Abwehrreaktionen und nicht so sehr als Allergien im strengen Sinne aufgefasst werden. Aber wie dem auch sei – Lektine können für den Menschen schädlich werden.

Rizin, das Toxin des Rizinusbaums (*nicht* der Wirkstoff, der zum Abführen benutzt wird!), ist ein selbst in kleinen Mengen tödliches Gift. Bei Rizin handelt es sich um eines der bekanntesten Lektine. Zwar sind die meisten Lektine längst nicht so schädlich wie das Rizin, Schaden können Sie aber zumindest in der Theorie dennoch anrichten und zum bereits einige Male erwähnten Leck-Darm-Syndrom (Leaky Gut Syndrome) beitragen.

Was sind Lektine?

Lektine sind Stoffe, die in Samen (aber nicht nur dort) sind und die verhindern sollen, dass bestimmte Dinge verdaut werden. Eine Art Abwehrmechanismus also. Lektine können teilweise über den Verdauungstrakt ins Blut aufgenommen werden und dort die Funktion von roten und weißen Blutkörperchen hemmen. Sie können auch, wie bereits gesagt, im Darm verbleiben und dort lokal begrenzte Mikroentzündungen auslösen, die weitere Probleme nach sich ziehen und unter Umständen Allergien und Allgemeinbeschwerden wie Kopf- oder Gelenkschmerzen, Verdauungsstörungen, Reizbarkeit oder Müdigkeit verstärken beziehungsweise (mit) verursachen. Die Blutgruppe spielt hierbei eine Rolle. Denn Lektine setzen sich auf spezifische Rezeptoren der jeweiligen Blutgruppe auf den roten Blutkörperchen auf. Hier kurz die wichtigsten:

Blutgruppe A	Überwiegend Milchprodukte, Eispeisen, einige Ölsaaten und Hülsenfrüchte, einige Nüsse, Sojaprodukte und einige Pilzarten
Blutgruppe B	Alle Eispeisen, einige Milchprodukte, fast alle Nusssorten, alle Sojaprodukte, etliche Hülsenfrüchte, einige Früchte, einige Getreideprodukte
Blutgruppe AB	Viele Sorten von Hülsenfrüchten, etliche Getreideprodukte und Stärkequellen, viele Käsesorten (ansonsten aber nur wenig Milchprodukte), einige Nusssorten, einige Fische und Meeresfrüchte
Blutgruppe 0	Nahezu alle Milchprodukte und Käsesorten

Wie Sie sehen, läuft es sowieso überwiegend auf Nahrungsmittel hinaus, die Sie bei chronisch-entzündlichen Darmerkrankungen sowieso nur wenig und eher selten konsumieren sollten. Auch hier gilt die Regel: je stärker die *vegetative Erschöpfung*, umso wahrscheinlicher ist es, dass Sie auf diese Nahrungsmittel(gruppen) mit einer Unverträglichkeit reagieren. Ich will diesem Kapitel darum auch keine größere Aufmerksamkeit widmen, eine vollständige Liste mit allen Lektinen nach Blutgruppen geordnet bekommen Sie von mir, wenn Sie meinen Analyse in Anspruch nehmen.

Zu guter Letzt: sind chronisch-entzündliche Darmerkrankungen verkappte „Histaminosen"?

Zunächst einmal: Histamin ist nicht *nur* schlecht. Denn Histamin spielt auch bei Verdauungsprozessen eine wichtige Rolle, ohne die letzten Endes nichts geht. Zum Teil steuert und koordiniert Histamin die Magensaftproduktion und die Peristaltik. Aber es ist wie so oft: selbst das Beste kann zum Gift werden – wenn man es überdosiert. Denken Sie an die vierzig Äpfel! Alles kann entweder nützlich und gut für den Körper oder schädlich sein. Zuviel Histamin macht sich mitunter deutlich im Darm bemerkbar, wenn dieser angeschlagen ist: Krämpfe, massive Blähungen und Durchfälle.

Eine histaminarme Diät kann daher den Unterschied zwischen „einigermaßen wohlfühlen" und „Katastrophe" ausmachen. Sie sollten daher bei der Auswahl Ihrer Nahrungsmittel auch ein bisschen darauf achten, dass sowohl natürlicher Gehalt, als auch Form (Konservierte Nahrungsmittel haben mehr Histamin als frische), als auch Zubereitung „histaminarm" sind. Ich bitte Sie, dies in jedem Falle noch zusätzlich zu meinen Ernährungsempfehlungen zu beachten. Wein und reifen Käse sollten Sie mit einer chronisch-entzündlichen Darmerkrankung sowieso nicht oder nur sehr selten verzehren. Außerdem sollte man noch zwischen histaminreichen Nahrungsmitteln und so genannten *Histaminliberatoren*, das sind Nahrungsmittel, die eine Ausschüttung von Histamin im Körper bewirken, unterscheiden.

Histaminreiche Nahrungsmittel	Histaminliberatoren
- Thunfisch, Sardinen, Sardellen, Makrelen, vor allem geräuchert und als Konserven, frisch harmloser - Roher Schinken und Salami - Reife Käsesorten - Hefeweizen (Bier), Rotwein, Weinessig - Weizen und seine Produkte - Hefeprodukte	- Zitrusfrüchte - Tomaten - Seeigel, Muscheln und Krabben - Schokolade, besonders dunkle - Erdbeeren

Wie Sie sehen: überwiegend handelt es sich sowieso um Nahrungsmittel, die ich nicht empfehle. Einige Autoren warnen auch noch vor Bananen, was ich nach langjähriger Beobachtung jedoch nicht nachvollziehen kann.

8. Gut eingekauft und nichts riskiert: diese Zusatzstoffe sollten Sie meiden

Mit Kommentar zur Sicherheit

Sie stecken heute nahezu überall, in zumindest in fast allen Fertignahrungsmitteln: die berühmten E-Nummern. Vorneweg: nicht alle sind schlecht. Simple Vitamine, wie beispielsweise Riboflavin (B_2), Ascorbinsäure (C) und Tocopherol (E) werden ebenso als E-Nummern gekennzeichnet wie teilweise bedenkliche Süßungsmittel. Auf den folgenden Seiten werden Sie erfahren, welche E-Nummern oder vielleicht besser, welche *Gruppen* von E-Nummern besonders bedenklich sind und was Sie im Körper bewirken können. Da Betroffene chronisch-entzündlicher Darmerkrankungen häufiger Allergien, Pseudoallergien und Überempfindlichkeitsreaktionen erfahren, werde ich mich allem darauf konzentrieren.

Farbstoffe

Besonders bedenklich sind...

➔ Azofarbstoffe (E 102, 103, 110, 122, 123, 124a, 128, 129, 151, 154, 155, 180)
➔ Ammonium-Zuckerkulör-Verbindungen (E 150 c, 150 d)
➔ Chinolingelb (E 104)
➔ Cochenille (E 120)
➔ Metalle (E 171, 173, 174, 175)

Azofarbstoffe sind immunologisch bedenklich: sie können über das autonome Nervensystem und über den Zellstoffwechsel allergische und pseudoallergische Reaktionen auslösen, können ein AD(H)S Syndrom bei Kindern auslösen oder verstärken. Einige von ihnen, besonders Kombinationen wie Brillantschwarz oder Sunsetgelb FCF, sollen langfristig das Krebsrisiko verstärken können. Azofarbstoffe können in Zellen aus naturheilkundlicher Sicht ähnliche Schäden anrichten wie Erregertoxine, also die Stoffwechselprodukte beispielsweise von Viren oder Bakterien, mit Auswirkungen auf Hormone, Immunsystem und langfristig auch auf das Zentralnervensystem. Ich rate jedem Betroffenen einer chronisch-entzündlichen Darmerkrankung vom Gebrauch bzw. Verzehr ab!

Ammonium-Zuckerkulör-Verbindungen wirken ab einer bestimmten Konzentration auf die Leukozytenkonzentration und damit direkt auf das Immunsystem ein. Besser, aber längst nicht „gesund": die nicht-Ammonium-haltigen Zuckerkulöre (E 150 a und b)

Bei *Chinolingelb* gelten ähnliche Bedenken wie bei den Azofarbstoffen. Sie können bei langfristiger Belastung krebserregend wirken, lösen Allergien, Pseudoallergien und Veränderungen des autonomen Nervensystems aus. Auch sie stehen im Verdacht, ein AD(H)S auslösen oder verstärken zu können. Ähnlich sieht es auch bei *Cochenille* aus.

Metalle schließlich, und Metallverbindungen (Titandioxid, E 171, Eisenoxid, E 172) können Allergien auslösen und sind im Verdacht, aus naturheilkundlicher Sicht das Darm-Immunsystem und die allgemeine Darmgesundheit zu beeinträchtigen. Zugegeben treten diese Probleme nur sehr selten in Erscheinung, aber leider ist bei einem bestehenden Morbus Crohn beziehungsweise einer Colitis diese „Ausnahme" sehr häufig, vor allem dann, wenn sowieso schon eine allergische Vorgeschichte besteht. *Achtung:* Titandioxid wird auch als Zusatz zu Nahrungsergänzungen und Medikamenten verwandt. Achten Sie auf die Packungsbeilage!

Antioxidationsmittel

Besonders bedenklich sind:

➜ Sulfite (E 221, 222, 223, 224, 226, 227, 228)
➜ Gallate (E 310, 311, 312)
➜ Butylhydroxyanisol und Butylhydroxytoluol (E 320 und 321)
➜ Zinnchlorid (E 512)
➜ EDTA (Calcium-dinatrium-ethylen-diamin-tetraacetat, E 385)

Weiterhin nicht unbedenklich sind:

➜ Phosphate (E 339, 340, 341, 343, 450, 451, 452)

Sulfite lösen allergische und pseudoallergische Reaktionen aus. Das Problem mit Sulfiten ist, dass sie – neben den Seleniten – sensibilisieren, d.h. den Körper anfälliger für allergische Reaktionen auf chemisch nahe bzw. verwandte Stoffe machen. Bedeutet in der Praxis: Sie verzehren diese Stoffe und entwickeln Allergien auf chemisch ähnliche Verbindungen, die dadurch zu „Triggerfaktoren" für Symptome der Darmerkrankung werden.

Gallate beeinträchtigen die Sauerstoffaufnahme der roten Blutkörperchen und können zu einem Zustand führen, den man als *Methämoglobinämie* bezeichnet. Außerdem können Gallate zu Juckreiz, Nesselsucht und Störungen des autonomen Nervensystems führen.

Für *Butylhydroxyanisol* und *Butylhydroxytoluol* gilt im Prinzip das Gleiche wie für Gallate, als Lebensmittelzusatzsstoffe werden diese oft miteinander kombiniert.

Zinnchlorid kann bei Empfindlichkeit des Verdauungstraktes schon in geringen Mengen Übelkeit, Erbrechen und Durchfall auslösen!

EDTA wird auch zur Schwermetallentgiftung eingesetzt. Die Substanz gilt eigentlich als relativ unbedenklich, kann allerdings Verschiebungen im Stoffwechsel auslösen und ist deshalb mit sehr viel Vorsicht zu genießen!

Phosphate aller Art sind ein Kapitel für sich: wissenschaftlich erwiesen greifen hohe Mengen an Phosphaten in den Kalziumstoffwechsel ein, was bei allergischer Disposition ein Problem werden kann: z.B. eine Histaminintoleranz kann so verstärkt werden. Wir reden hier allerdings meist von Mengen, die mit Nahrungsmittelzusätzen in aller Regel nicht erreicht werden (ich bin mir sicher, dass Sie mit einer chronisch-entzündlichen Darmerkrankung keine ein bis anderthalb Liter Cola pro Tag trinken!). Aber in kleineren Mengen habe ich ein anderes Problem beobachtet: es scheint die *vegetative Stabilität* zu beeinträchtigen: mehr innere Unruhe, bei Kindern oft in Richtung eines ADHS gehend, auch Konzentrationsschwächen, Erschöpfung, innere Unruhe und Schlaflosigkeit. Und eine Verstärkung der Sensibilisierung gegenüber „reizenden" Nahrungsmitteln. Der Darm kann so noch ein wenig mehr aus dem Ruder laufen.

Backtriebmittel

Als bedenklich oder besonders bedenklich zählen:

→ Phosphate (E 339, 450, 451, 452)
→ Natriumaluminiumphosphat (E 541)

Die Phosphate in ihrer Wirkung sind bereits im Unterkapitel über Antioxidationsmittel besprochen.

Natriumaluminiumphosphat kann Allergische und pseudoallergische Reaktionen auslösen und kann sich auch langfristig im Zentralnervensystem anreichern. Sind die Nieren geschädigt, wie ja auch bei Morbus Crohn beispielsweise aufgrund eines veränderten Kalzium-Oxalat-Stoffwechsels das Nierensteinrisiko erhöht ist, sollte man einen weiten Bogen um diesen Nahrungsmittelzusatzstoff machen.

Emulgatoren

Emulgatoren sind Stoffe, die dafür sorgen, dass wasserlösliche und fettlösliche Stoffe miteinander in Verbindung treten können. Viele Emulgatoren sind für Magen-Darm-Kranke nicht besonders gut verträglich, da sie wie Ballaststoffe wirken, die Mikronährstoffaufnahme behindern und ein Leck-Darm-Syndrom (Leaky Gut Syndrome) begünstigen können.

Als bedenklich beziehungsweise besonders bedenklich gelten:

→ Propylenglykolalginat (E 405)
→ Polysorbate (E 432, 433, 434, 435, 436)
→ Ammoniumsalze von Phosphatidsäuren (E 442)
→ Phosphate (E 450, 451, 452, *siehe unter Antioxidationsmittel!*)
→ Hydroxypropylcellulose (E 463)
→ Zuckerester von Speisefettsäuren (E 473)
→ Zuckerglyceride (E 474)
→ Polyglycerinverbindungen (E 475, 476, 477, 479)
→ Stearylverbindungen (E 481, 482, 483)
→ Sorbitanverbindungen (E 491, 492, 493, 494, 495)

Nicht sehr bedenklich, aber dennoch mit Vorsicht zu genießen sind außerdem die Emulgatoren E 1201, 1202, 1440, 1442, 1450.

Propylenglykolalginat ist ein Zusatzstoff, der ähnlich wie beispielsweise Lektine oder Phytate die Aufnahme lebenswichtiger Mineralien behindern kann. Da vor allem die Aufnahme von Zink beeinträchtigt wird, sollten Betroffene chronisch-entzündlicher Darmerkrankungen diesen Zusatzstoff meiden.

Polysorbate kann die Anreicherung fettlöslicher Schadstoffe und organischer, chemischer Verbindungen im Körper bewirken und so indirekt in den Hormonstoffwechsel eingreifen (Stichwort: „nitrosativer Stress"). Außerdem können diese Stoffe ein Leck-Darm-Syndrom begünstigen oder verstärken. Ich rate dringend vor dem Verzehr ab.

Ammoniumsalze von Phosphatidsäuren können eine Gärungsdyspepsie beziehungsweise Gärungsdysbiose im Darm begünstigen, da sie den pH-Wert im Darm absenken, den Darm also saurer machen. Dadurch können Reizung, Entzündung und Durchfälle verstärkt werden.

Hydroxypropylcellulose wirkt ab gewissen Mengen, die selbstverständlich individuell unterschiedlich sind, wie ein Abführmittel. Für *Zuckerester* und *Zuckerglyceride* gilt das Gleiche.

Polyglycerinverbindungen sollten absolut gesehen auf den Index gesetzt werden. Es besteht der Verdacht, dass diese aus gentechnisch verändertem Soja hergestellten Emulgatoren (besonders in „Light" Nahrungsmitteln) bei hoher Dosierung Leber- und Nierengewebe verändern können.

Stearylverbindungen sind sehr weit verbreitet und über die Risiken dieser Zusatzstoffe ist noch wenig bekannt.

Sorbitanverbindungen wirken abführend und stehen im Verdacht, den Darm im Bezug auf die Abwehr allergieauslösender Stoffe zu schwächen!

Festigungsmittel

Zu den Festigungsmitteln zählen unter Anderem die *Phosphate*, die bereits unter dem Kapitel *Antioxidationsmittel* besprochen wurden. Zu den bedenklichen bis sehr bedenklichen Festigungsmittel für Crohn- beziehungsweise Colitis-Patienten zählen aus meiner Sicht auch noch die *Sulfatverbindungen*, die ab einer individuell sehr unterschiedlichen Menge stark abführend wirken können und den Abbau von Schadstoffen durch die Leber vermindern können. Bei Aluminiumphosphat-Verbindungen (E 520-523) kann es außerdem zu einer Beeinträchtigung der Nierenfunktion kommen. Es handelt sich bei Sulfatverbindungen um folgende E-Nummern:

→ Sulfatverbindungen (E 514, 515, 516, 520, 521, 522, 523)

Feuchthaltemittel

Als bedenklich gelten:

→ Sorbit beziehungsweise Sorbitsirup (E 420)
→ Polydextrose (E 1200)

Diese beiden Substanzen sind auch als Zuckeraustauschstoffe im Gebrauch und haben insbesondere bei bestehenden Darmentzündungen eine stark abführende Wirkung. Achtung: *die übrigen Feuchthaltemittel Glycerin, Maltit und Invertase (E 422, E 965 und E 1103) können individuell ebenfalls eine abführende Wirkung haben!*

Füllstoffe

Als besonders bedenklich gelten:

→ Guarkernmehl (E 412)
→ Sorbit beziehungsweise Sorbitsirup (E 420, *siehe unter Feuchthaltemittel*)
→ Konjak (E 425)
→ Aluminium-Silikat-Verbindungen (E 554, 555, 556, 559)

Nicht sehr bedenklich, aber immer mit Vorsicht zu genießen sind folgende Füllstoffe:

➔ Johannisbrotkernmehl (E 410)
➔ Talkum (E 553b)

Guarkernmehl kann individuell die Zusammensetzung der Darmflora verändern und so Krämpfe, Blähungen und Durchfall auslösen. Ich empfehle Ihnen, möglichst einen weiten Bogen um diesen Zusatzstoff zu machen, der sogar bei mir heute noch ein ungutes Gefühl auslöst. Das gleiche gilt auch für *Konjak*, nicht zu verwechseln mit dem Getränk Cognac, das Sie allerdings auch nicht unbedingt verzehren sollten.

Aluminium-Silikat-Verbindungen stehen im Verdacht, den weiblichen Hormonhaushalt zu verändern. Hat das etwas mit dem Darm zu tun? Es hat: ich konnte in letzter Zeit öfter beobachten, dass weibliche Patienten in den 30ern und 40ern mit einer chronisch-entzündlichen Darmerkrankung äußerst positiv auf homöopathisch potenzierte Phyto-Hormone (genutzte Potenzen im Bereich D4 bis D12) ansprechen sowie auf niedrige Dosierungen von Progesteron!

Geliermittel

Als bedenklich beziehungsweise besonders bedenklich gelten:

➔ Alginate (E 400, 401, 402, 403, 404)
➔ Carrageen (E 407)
➔ Euchema-Algen (E 407a)
➔ Tragant (E 413)
➔ Karaya-Gummi (E 416)
➔ Konjak (E 425, *siehe unter Füllstoffen*)
➔ Phosphat-Stärke-Verbindungen (E 1410, 1412, 1413, 1414)

Für *Alginate* gelten die gleichen Vorsichtsmaßnahmen wie für den Emulgator E 405 – sie können die Mineralstoffaufnahme im Körper behindern. *Carrageen* kann zu Durchfällen und immunologischen Reaktionen führen, die Wahrscheinlichkeit hierfür ist allerdings nicht sehr hoch. Da *Euchema-Algen* fast den gleichen chemischen Aufbau haben, gilt für sie dasselbe.

Tragant hat ein geringes allergenes Potential, dafür ein umso höheres für Darmstörungen aller Art. Insbesondere, wenn Sie bereits vorgeschädigt sein sollten. Das Gleiche gilt für *Karaya-Gummi.*

Für *Phosphate-Stärke-Verbindungen* gilt aus meiner Sicht dasselbe wie für Phosphate allgemein, wenn auch in abgeschwächter Form. Völlig unbedenklich zum Verzehr empfehlen kann ich Sie chronisch Darmkranken nicht.

Geschmacksverstärker

Geschmacksverstärker sind ein besonders heikles Thema. Ich habe hier die Kategorien *bedenklich* und *besonders bedenklich* getrennt, um besonders auf die Stoffe aufmerksam zu machen, die Sie unbedingt meiden sollten.

Als *besonders bedenklich* und unbedingt zu vermeiden stufe ich folgende Geschmacksverstärker ein:

→ Acesulfam K (E 950)
→ Aspartam (E 951)
→ Neohesperidin (E 959)
→ Aspartam-Acesulfam-Salz (E 962)

Die genannten künstlichen Süßungsmittel gelten allgemein als harmlos, sind aber bestenfalls dann eine *Zeitlang* harmlos, wenn Sie ganz gesund sind. Alle hier aufgeführten Süßstoffe haben eine abführende Wirkung, können ins Darmmilieu und in die Darmflora eingreifen, das Risiko für Allergien und Entzündungen deutlich erhöhen und im schlimmsten Falle einen Schub auslösen. Ich rate trotz der angeblichen „Harmlosigkeit" dringend davon ab, diese Stoffe zu konsumieren! (s. auch Kapitel 2, „to leave").

Als bedenklich sind meines Erachtens nach diese Stoffe einzustufen:

→ Glutaminsäure und Glutamate (E 620, 621, 622, 623, 624, 625)
→ Thaumatin (E 957)

Glutaminsäure und *Glutamate* lösen *keine* Allergien aus, vielmehr greifen sie an Rezeptoren des Nervensystems an und können eine Unverträglichkeits- oder Reizreaktion verursachen.

Thaumatin ist ein aus der Süßholzwurzel gewonnener Süßstoff, der in seiner Wirkung seriösen Quellen nach harmloser eingestuft wird als beispielsweise Aspartam, Acesulfam und vor allen Dingen Sucralose. Meiden Sie ihn, wenn es irgendwie geht. Sehr geringe Mengen schaden eventuell nicht.

Komplexbildner

Als bedenklich beziehungsweise besonders bedenklich gelten:

→ EDTA (E 385, *siehe unter: Antioxidationsmittel*)
→ Polysorbate (E 432, 433, 434, 435, 436, *siehe unter: Emulgatoren*)
→ Phosphate (E 450, 451, 452, *siehe unter: Antioxidationsmittel*)
→ Gluconsäure und Gluconate (E 574, 576, 577, 578, 579)

Gluconsäure beziehungsweise *Gluconate* sind leicht bedenklich, da sie eine abführende Wirkung besitzen. Für die übrigen Komplexbildner gelten die Verweise.

Konservierungsstoffe

Für Konservierungsstoffe gilt ähnliches wie für Geschmacksverstärker: es sind einige heimtückische Stoffe darunter, die allergische oder pseudoallergische Reaktionen auslösen können und eine bestehende Darmerkrankung verschlimmern können. Ich habe daher einmal mehr in *besonders bedenklich* und *bedenklich* unterschieden und bitte Sie, um die *besonders bedenklichen*

Inhaltsstoffe im Interesse Ihrer Gesundheit einen weiten Bogen zu machen.

Als *besonders* bedenklich anzusehen sind:

→ Ethyl-P-Hydroxybenzoate (E 214, 215, 216, 217, 218, 219)
→ Sulfite (E 221, 222, 223, 224, 225, 226, 227, 228)
→ Biphenyl und Phenole (E 230, 231, 232)
→ Nisin (E 234)
→ Natamycin (E 235)
→ Nitrite (E 249, 250)
→ Propionate (E 280, 281, 282, 283)
→ Borsäure (E 284)
→ Borax (E 285)

Ethyl-P-Hydroxybenzoate Können pseudoallergische Reaktionen auslösen, besonders wenn man auf Benzoesäure empfindlich reagiert. Hautausschläge, Sehstörungen und Durchfälle sind mögliche Reaktionen.

Sulfite können gefährlich werden, wenn ein abbauendes Enzym fehlt. Die Wahrscheinlichkeit ist bei chronisch-entzündlichen Darmerkrankungen höher. Übelkeit, Krämpfe, Blähungen, Durchfälle und Allgemeinbeschwerden können die Folge sein.

Biphenyl sowie *Phenole* werden als pilzabtötende Mittel eingesetzt, häufig zur Behandlung von Früchten, besonders Zitrusfrüchten. Sie können antibiotikaähnliche Wirkungen entfalten.

Nisin und *Natamycin* können Antibiotika-Resistenzen auslösen und außerdem sind sie in der Lage, ab einer bestimmten Konzentration die Darmflora zu verändern.

Nitrite greifen in den Sauerstoffhaushalt ein, senken den Blutdruck und erweitern die Gefäße. Im Kontakt mit erhitztem Eiweiß bilden sie krebserregende Nitrosamine aus. Vom Verzehr rate ich dringend ab!

Propionsäure war bis zum Greifen der EU-Richtlinien seit 1988 verboten, da es als krebsauslösend galt. Vom Verzehr der Säure und seinen Salzen, den Propionaten, rate ich dringend ab.

Borsäure und Borax können für den Darmtrakt sowie die Schleimhäute sehr gefährlich werden, da sie nur sehr langsam abgebaut werden. Reichern sie sich im Gewebe an, kann es zu Durchfällen, Schleimhautveränderungen, Entzündungen und so genannten „Aphten" führen, entzündlich-geschwürigen Schleimhautveränderungen.

Als bedenklich anzusehen sind

→ Sorbinsäure und Sorbate (E 200, 202, 203)
→ Benzoesäure und Benzoate (E 210, 211, 212, 213)
→ Nitrate (E 251, 252)
→ Lysozym (E 1105)

Sorbinsäure und *Sorbate* können die Schleimhäute des Körpers reizen, also auch des Darms. Durch ihre Tendenz, den pH-Wert zu senken, können Sie die Peristaltik anregen und so zu Krämpfen und Durchfällen führen, vor allen Dingen ab größerer Menge
Benzoesäure und *Benzoate* lösen im Test bei größeren Mengen ebenfalls Darmprobleme aus.
Nitrate an sich sind nicht sehr gefährlich, können aber im Körper in die wesentlich gefährlicheren Nitrite umgewandelt werden.
Lysozym kann bei Personen, die Allergien oder Unverträglichkeit gegen Hühnereiweiß haben, zu allergischen Reaktionen führen.

Modifizierte Stärken

Modifizierte Stärken (E 1404, 1410, 1412, 1413, 1414, 1420, 1422, 1442, 1444, 1450) gelten im Allgemeinen als Unbedenklich. Ich bin aber der Auffassung, dass sie im Körper und insbesondere an der Darmschleimhaut ähnlich wie „Trans-Fettsäuren" reagieren können und somit sekundär das Allergie- und Unverträglichkeitsrisiko erhöhen können, indem sie die Durchlässigkeit der Darmschleimhaut erhöhen. Deswegen sollte man sie nach Möglichkeit vermeiden. Für die Phosphor-Stärke-Verbindungen gilt das bereits über Phosphate Gesagte in abgeschwächter Form (E 1410, 1412, 1413, 1414, 1442).

Säuerungsmittel

Säuerungsmittel gelten im Allgemeinen als harmlos. Man muss sich allerdings immer vor Augen führen, dass die Aussage „gelten als Harmlos" für *gesunde Menschen gilt*. Ich habe daher die eventuell bedenklichen Säuerungsmittel aufgelistet.

Als nicht unbedenklich beziehungsweise bedenklich einzustufen sind:

➜ Fumarsäure (E 297)
➜ Citrate (E 331, 332, 333)
➜ Phosphorsäure (E 338)
➜ Phosphate (E 339, 340, 341)
➜ Gluconsäure und Gluconate (E 574, 575, *siehe unter Komplexbildnern*)

Fumarsäure kann ab bestimmten Mengen die Nierenfunktion belasten, was bei Morbus Crohn-Patienten mit Neigung zur Steinbildung problematisch werden könnte. Allerdings ist hier die Rede von Mengen, die bei Nahrungsmittelzusatzstoffen mit 99% Sicherheit nicht erreicht werden.

Bei *Citraten* ist eine Reaktion bei Schimmelpilzallergikern, die schon einmal eine Exposition hinter sich gebracht haben, möglich

Für *Phosphorsäure, Phosphate* sowie *Gluconsäure* und *Gluconate* gilt das bereits Gesagte.

Säureregulatoren

Unter den Säureregulatoren kommen die bereits genannten, leicht bis mittel bedenklichen Stoffe vor wie unten aufgelistet. Es gibt hier viele Überschneidungen mit Komplexbildnern, Antioxidationsmitteln und Säuerungsmitteln. Ich möchte daher an dieser Stelle die Bedenklichen auflisten und auf die entsprechenden Rubriken verweisen

➜ Citrate (E 331, 332, 333, *siehe unter Säuerungsmittel*)
➜ Phosphorsäure (E 338, *siehe unter Säuerungsmittel*)

→ Phosphate (E 339, 340, 341, 450, 451, 452, *siehe unter Antioxidationsmittel*)

→ Gluconsäure und Gluconate (E 574, 576, 577, 578, 579, *siehe unter Komplexbildnern*)

Schaumbildner

Schaumbildner sind in weiten Teilen Emulgatoren und Geliermitteln ähnlich und es gibt zahlreiche Überschneidungen. Die wichtigsten Darm-irritierenden Effekte sind ihre Wirkung als Ballaststoffe sowie die gelegentliche Behinderung der Aufnahme von Mineralstoffen und allgemein Mikronährstoffen (ähnlich wie Lektine und Phytate). Als bedenklich oder besonders bedenklich im Sinne einer möglichen dauerhaften Gesundheitsschädigung sind diese Stoffe nicht einzustufen. Achten Sie wegen der abführenden Wirkung besonders auf die Zellulose-Verbindungen E 461, 463, 464, 465, 466.

Schaumverhüter

Im Gegensatz zur allgemein vorherrschenden wissenschaftlichen Lehrmeinung rate ich hier vor allem vom Verzehr von E 900 (Dimethylpolysiloxan) ab, da ich der Ansicht bin, dass durch diesen Zusatzstoff die Resorption von Nahrungsbestandteilen verschlechtert wird. Vorsicht ist auch angebracht bei dem Zusatzstoff E 907 (Hydriertes Polydecen), da man über diese Substanz noch nicht sehr viel weiß.

Von den übrigen Schaumverhütern ist keines besonders bedenklich im Sinne einer ernsthaften Gesundheits-Beeinträchtigung.

Schmelzsalze

Zu den Schmelzsalzen zählen auch die Phosphate (Schmelzkäse enthält häufig viel davon!), also einmal mehr die E-Nummern 339, 340, 341, 450, 451, 452, *siehe unter Antioxidationsmittel.* Alle übrigen Schmelzsalze sind im Rahmen der allgemeinen Gesundheitsvorsorge nur wenig bedenklich.

Stabilisatoren

Sind schlicht und ergreifend nichts anderes als *Haltbarmacher.*
Bedenklich sind folgende Stabilisatoren:

➜ Ammoniumsalze von Phosphatidsäuren (E 442, *siehe unter Emulgatoren*)
➜ Phosphate (E 450, 451, 452, *siehe unter Antioxidationsmittel*)
➜ Polyglycerin-Polyricinoleat (E 476)
➜ Ferrocyanide (E 535, 536, 538)
➜ Gluconsäure und Gluconatverbindungen (E 574, 575, 576, 577, 578, *siehe unter Komplexbildnern*)

Nach derzeitigen Erkenntnissen nicht sehr gefährlich, aber dennoch mit Vorsicht zu genießen sind die Stabilisatoren E 927b (Carbamid), E 1201, 1202, 1440, 1442, 1450.
Polyglycerin-Polyricinoleat kann das Darmmilieu verändern. Normalerweise werden entsprechende Werte als Nahrungsmittelzusatz nicht erreicht, allerdings gelten die Grenzwerte für *Gesunde.* Vorsicht im Umgang mit diesem Stoff ist also geboten.

Süßungsmittel

Da Süßungsmittel ein spezielles Thema unter den Nahrungsmittelzusatzstoffen sind, die Betroffene chronisch-entzündlicher Darmerkrankungen besonders angehen, habe ich die gelisteten Süßungsmittel in numerischer Reihenfolge mal nach ihrer Schädlichkeit bewertet.

➜ Sorbit / Sorbitsirup (E 420): mittel. Es führt ab, unter Umständen stark
➜ Mannit (E 421): mittel. Ebenso wie Sorbit wirkt es abführend
➜ Acesulfam K (E 950): Schädlich. Wirkt Abführend, darmreizend, verändert den Stoffwechsel. Egal was man Ihnen erzählt: Finger weg!
➜ Aspartam (E 951): Schädlich. Greift in den Stoffwechsel ein, ist schwer abbaubar. Lassen Sie die Dinger davon

→ Cyclamat (E 952): Schädlich. Kann im Darm das giftige und krebserregende Cyclohexamin abspalten

→ Saccharin (E 954): Schädlich: Abführende Wirkung und allergische Reaktionen, insbesondere starker Juckreiz und Hautausschläge beobachtet

→ Sucralose (E 955): *Besonders schädlich:* Verändert den pH-Wert und die Darmflora. Nach einer kanadischen Studie von 2009 erhöht Sucralose das Risiko, an einer chronisch-entzündlichen Darmerkrankung zu erkranken, um das 8-fache. Egal was man Ihnen erzählt: lassen Sie die Finger davon!

→ Thaumatin (E957): mäßig: weniger schädlich als Aspartam und Acesulfam, meiden sollte man diesen Süßstoff dennoch

→ Neohesperidin (E 959): schädlich: neben ungünstiger Wirkungen auf den Darm kann es eventuell den Leberstoffwechsel beeinflussen

→ Aspartam-Acesulfam-Salz (E 962): Schädlich: beeinflusst den Stoffwechsel und die Leberfunktion

→ Maltit (E 965): mittel: wirkt ähnlich abführend wie Sorbit

→ Lactit (E 966): mittel: wirkt ähnlich abführend wie Sorbit und Maltit

→ Xylit (E 967): akzeptabel: wirkt zwar bei größeren Mengen abführend, wirkt sich aber beispielsweise positiv und stabilisierend auf die Mundflora aus

Trägerstoffe und Trägerlösungsmittel

Sie dienen der besseren Dosierbarkeit von beispielsweise Süßstoffen oder Geschmacksverstärkern. Zwei Stoffe sind als bedenklich einzustufen, und zwar:

→ Triethylcitrat (E 1505) und
→ Benzylalkohol (E 1519)

Triethylcitrat ist vor allem durch seinen Herstellungsprozess bedenklich: es wird mithilfe des Schimmelpilzes *Aspergillus niger* hergestellt, der hochgradig allergieträchtig ist. Ich habe den Verdacht, dass Aspergillus eine Reihe von Stoffwechselreaktionen initiieren kann, die ein Verstärken allergischer Tendenzen zur Folge haben können.

Benzylalkohol kann in seltenen Fällen zu Kontaktallergien führen. Wenn Sie des Öfteren an *Aphten* leiden, überprüfen Sie die von Ihnen gewohnheitsmäßig verzehrten Nahrungsmittel doch mal auf diesen Zusatzstoff.

Trennmittel

Trennmittel gelten generell als unbedenklich. Ich rate zur Vorsicht bei dem bereits im Kapitel *Schaumverhüter* besprochenen *Hydrierten Polydecen* (E 907). Es ist noch zu wenig über diesen Zusatzstoff bekannt (s. unter Schaumverhüter).

Überzugsmittel

Ich rate generell von einem Verzehr von Überzugsmitteln ab, auch wenn nicht viele als besonders bedenklich einzustufen sind. Bei Wurst und Käse müssen verzehruntaugliche Überzüge gesondert auf der Packung ausgewiesen werden. Bei Obst mit Schale sollte die Schale grundsätzlich nicht mit verzehrt werden.

Als bedenklich einzustufen sind:

➔ Alginsäure und Alginate (E 400, 401, 402, 403, 404)
➔ Zelluloseverbindungen (E 461, 463, 464, 465, 466)
➔ Hydriertes Poly-1-Decen (E 907)

Alginsäure und Alginate wurden bereits bei den Emulgatoren besprochen. Für sie gilt, dass sie die Mineralstoffaufnahme im Körper behindern können. Zelluloseverbindungen wirken ballaststoffartig (es handelt sich hier um *unlösliche* Ballaststoffe, die die Darmschleimhaut reizen können) abführend. Für hydriertes Polydecen gilt das bereits Gesagte.

Verdickungsmittel: das letzte und ein besonders wichtiges Unterkapitel

Verdickungsmittel dienen als Geliermittel und sind häufig Zusätze in Zucker- und fettreduzierten „Light" Produkten. Ich bin der Meinung: Darmpatienten sollten „Light" Produkte generell meiden, da diese Nahrungsmittel sowieso durch Austauschstoffe in der Konsistenz und im Geschmack verfälscht werden, und die Austauschstoffe selbst ernstere gesundheitliche Konsequenzen haben als die Stoffe, die natürlicher Weise in diesen Lebensmitteln vorkämen.

Irritierend ist, dass Verdickungsmittel nicht immer gesondert und nach E-Nummern gelistet angegeben werden müssen. Im Zweifelsfall: lassen Sie eher die Finger von einem Nahrungsmittel, auf dem statt der einschlägigen E-Nummer nur der Hinweis „enthält Verdickungsmittel" (bzw. Stabilisatoren) angegeben ist. Viele dieser Mittel sind Mineralstoffräuber (beispielsweise die Alginate) oder führen ab.

Im Folgenden die bedenklichen und besonders bedenklichen Zusatzstoffe:
→ Alginsäure und Alginate (E 400, 401, 402, 403, 404, 405)
→ Carrageen (E 407)
→ Verarbeitete Eucheuma-Algen (E 407a)
→ Guarkernmehl (E 412) *besonders bedenklich*
→ Traganth (E 413)
→ Karayagummi (E 416)
→ Konjak (E 425) *besonders bedenklich*
→ Zellulose-Verbindungen (E 460, 461, 463, 464, 465, 466, 468, 469)
→ Stärke-Phosphat-Verbindungen (E 1410, 1412, 1413, 1414)

Alginsäure und *Alginate*, also die Salze der Alginsäure, wurden bereits als hemmend für die Mineralstoffaufnahme beschrieben.

Carrageen wirkt mit Sicherheit abführend, Wirkungen auf das Immunsystem können nicht ausgeschlossen werden. Verarbeitete *Eucheuma-Algen* haben eine sehr ähnliche Wirkung und einen sehr ähnlichen chemischen Aufbau.

Guarkernmehl ist für Personen mit chronisch-entzündlichen Darmerkrankungen als *besonders bedenklich* einzustufen. Veränderungen der Darmflora und des Darmmilieus, Bauchbeschwerden, Durchfälle, allergische- und Kreuzreaktionen (mit Sojaprodukten) sind beobachtet worden.

Traganth kann zu Blähungskoliken führen.

Karayagummi kann als Abführmittel zu allergischen Erscheinungen führen.

Für *Konjak* gilt das bereits Gesagte, es ist für chronische Darmpatienten als besonders bedenklich einzustufen, wegen seiner möglichen Allergischen, Koliken sowie Krämpfen und Durchfällen auslösenden Wirkung als besonders schlecht.

Zelluloseverbindungen sind unlösliche Ballaststoffe, reizen daher die Darmschleimhaut und führen ab.

Stärke-Phosphat-Bedingungen sind nicht besonders bedenklich, ich habe aber beobachtet, dass Sie im Körper wie Trans-Fettsäuren oder freie Radikale reagieren können, das autonome Nervensystem beeinflussen können und indirekt das Allergierisiko leicht erhöhen können.

TIPP: Wenn Sie sicher einkaufen wollen...

...gibt es von www.food-detektiv.de eine APP fürs Smartphone:

http://itunes.apple.com/app/ieno/id296400158?mt=8

Die Website www.food-detektiv.de hat zudem den Vorteil, dass sie gegenüber anderen Informationsportalen generell kritischer bezüglich E-Nummern zu sein scheint. Und das kann vor allem für Allergiker und Menschen mit chronisch-entzündlichen Darmerkrankungen nur ein Vorteil sein!

9. Rezeptteil

Jetzt geht es ans „Eingemachte": wie kann man die unterschiedlichen Ernährungstypen, die unterschiedlichen Stufen von Schonkost umsetzen in Rezepte? Ich wähle bewusst einfache Rezepte, die nicht sonderlich viel Know-How in der Zubereitung erfordern und schnell erstellt sind, und ich wähle ebenso bewusst möglichst natürliche Zutaten.

Die Unterteilung sieht so aus:

Vollkost-Rezepte

Die Vollkost-Rezepte kommen in Frage, wenn keine oder nur ganz wenige Beschwerden bestehen. Ich habe die Rezepte unterteilt in solche für den „basischen Ernährungstyp" mit der vegetativen Erschöpfung (säurearm) und solche für den „enzymatischen Ernährungstyp" (eiweißarm).

Leichte Vollkost-Rezepte

Die Leichte Vollkost kommt in Frage, wenn Sie leichte bis gut erträgliche Beschwerden haben. Wir gehen hier vor allen Dingen vorsichtiger mit Gewürzen, schwerer verdaulichen Nahrungsmitteln, Ballaststoffen und Obst um. Ich habe die Rezepte auch hier unterteilt in solche für den „basischen Ernährungstyp" mit der vegetativen Erschöpfung (säurearm) und solche für den „enzymatischen Ernährungstyp" (eiweißarm).

Schonkost-Rezepte

Die Schonkost-Rezepte dienen dem Nahrungsaufbau und zur Linderung bei mittleren bis stärkeren, aber noch nicht klinischen Beschwerden. Hier erfolgt keine genaue Aufteilung mehr in „basischen" und „enzymatischen" Ernährungstyp, da die Rezepte generell sehr eiweiß- und säurearm sind.

Bei allen Rezeptbeispielen wird auf eine angemessene Ballaststoffversorgung, gute Verträglichkeit und vor allem Armut an Histamin, Zucker und potentiell unverträglichen Stoffen und Allergenen geachtet.

Smoothie-Rezepte

„Grüne Welle": ich stelle Ihnen gesunde, schonende und vitalstoffreiche (aber recht leicht verdauliche) Beispiele der Rohkost-Zubereitung vor. Für den kleinen „Kick" mit Vitaminen und Spurenelementen.

Bitte beachten:

Gelegentlich werden in den Original-Rezepten Nahrungsmittel beziehungsweise Gewürze eingesetzt, die nicht von jedem vertragen werden, aber eigentlich zum Rezept dazu gehören. Diese werden gesondert gekennzeichnet und bei der Zusammenstellung der Rezepte darauf geachtet, dass sie auch ohne diese Zutaten zubereitet werden können. Wer das Gefühl hat, diese Nahrungsmittel beziehungsweise Zusätze nicht zu vertragen, kann sie ohne großen Verlust weg lassen oder einen Ersatz dafür nehmen. Hier wird gekennzeichnet mit *Ersatzweise: XXXXXXXX* (Beispiel: „Ein gestrichener TL Paprikapulver edelsüß, *Ersatzweise: Kurkuma*")

Vollkost für den enzymatischen Ernährungstyp

Rezepte fürs Frühstück:

1. Zwei Selleriestangen, Dip aus weißem Mandelmus (1 gehäufter TL), drei Scheiben Dinkelvollkorntoast und zwei Scheiben biologische Putenbrust, ohne Pökelsalz

2. Kleine Handvoll Heidelbeeren, danach: Dinkelbrötchen mit Tomatenscheiben und kaltem Rotbarschfilet (*Alternativ: Forellenfilet, gegart, nicht geräuchert*) belegt, mit je einer

Messerspitze Steinsalz und Kräutern der Provence abgeschmeckt

3. Pürierter feinsüßer Apfel mit Mango, danach: zwei kleine Scheiben Natursauerteigbrot mit Hähnchenbruststreifen in Balsamico-Essig

Einen feinsüßen Apfel (s.o.) zusammen mit einer halben, kleinen Bio-Mango (vollreif) pürieren (zusammen ca. 250g). Dies in einem Schälchen als Vorspeise reichen. Hähnchenbruststreifen am Vorabend in Kokosöl vorsichtig garen und mit Kräutern, ein wenig Knoblauch und Steinsalz abschmecken. Über Nacht die Hähnchenbruststreifen in 20% Balsamicoessig / 80% nativem Olivenöl marinieren. Das Natursauerteigbrot sollte *nicht frisch* sein, sondern bereits einen oder zwei Tage alt! Bitte halten Sie nach der Vorspeise fünf Minuten Zeitabstand.

4. Herzhaftes Hafergericht „mediterranean Style"

125 g zarte Haferflocken in Hafermilch oder in Wasser kochen. Mit etwas Steinsalz, getrocknetem Schnittlauch, einer Prise weißem Pfeffer abschmecken und mit ca. 75 g biologischen Antipasti dekorieren: Zucchini- und Auberginescheiben, Artischockenherzen und Oliven. Das Öl von den Antipasti abtupfen beziehungsweise abtropfen lassen. Ungewöhnlich, aber meist bekömmlich. *Vegetarisches Gericht, das aber nach Belieben durch bis zu 50 g Fischfilet oder Geflügelaufschnitt angereichert werden kann.*

5. Kickstarter in den Tag

Dieser Smoothie ist kein klassischer, sondern ein gemischter Smoothie, der Kaffee vor allem im Gehalt von Nährstoffen, Antioxidantien und sogar in der mittelfristigen Bekömmlichkeit um Längen schlägt. Er sollte für die große Mehrheit aller Patienten mit chronisch-entzündlichen Darmerkrankungen im schubfreien Zeitraum gut verträglich sein. Alle Zutaten sollten biologisch und ohne Zuckerzusatz sein. *Wer Molke nicht verträgt – weglassen!*

1 Tasse Kokoswasser

½ Tasse Mandelmilch *optional, kann auch weggelassen werden.*

1 gehäufter TL reines Molkenprotein

100 g Feldsalat

(1 Messerspitze reines, biologisches Vanillearoma) *optional, kann auch weggelassen werden*

Je eine kleine Handvoll Heidelbeeren und Himbeeren (auch tiefgefroren)

Eine Banane

Die Zutaten werden im Mixer zum Smoothie püriert: ca. 2 Minuten kalt pürieren. In kleinen Schlucken trinken und gut einspeicheln!

6. Reiswaffeln mit herzhaftem Aufstrich

Sechs Reiswaffeln

1 kleine geschälte, gewürfelte Tomate

50 g Schafskäse biologisch

Messerspitze Steinsalz

Messerspitze gerebelte Glattpetersilie

Die kleingehackten Tomaten mit dem Schafskäse vermengen. Die Reiswaffeln damit belegen und mit dem Steinsalz und der Glattpetersilie würzen. Kann auch mit Smoothie kombiniert werden. *Achtung:* zwischen dem „süßen" Smoothie und dem herzhaften Frühstück mindestens fünf Minuten Zeit lassen!

7. Thunfisch, Karotten, Sauerteigbrot

75 g Thunfisch im eigenen Saft (*Aufpassen bei Histaminintoleranz mit Fisch aus der Konserve. Alternativ: gegarte Fischstückchen*)

75 g blanchierte Karottenstreifen

Drei Scheiben Natursauerteigbrot (Roggen, Dinkel) oder Kartoffelbrot (für Gluten-Allergiker)

Einige Basilikumblätter frisch

Prise Steinsalz

1 TL Butter

Natursauerteigbrot dünn mit Butter bestreichen und anschließend mit Thunfisch und Karottenstreifen belegen. (Karottenstreifen am Vorabend *kurz* – ca. 5 Minuten – blanchieren. Die Dicke sollte ca. 1 cm betragen, Karotten sollten noch etwas Biss haben). Mit Basilikumblättern belegen und etwas Steinsalz abschmecken.

Tipps:

Ich frühstückte immer sehr einfach, ohne großen Firlefanz. Meist ein Smoothie und hinterher noch eine kleine Eiweiß- und / oder Fettquelle, oder oft auch nur den Smoothie. Gegenüber den meisten Darmpatienten habe ich mit meinem erholten Darm den Vorteil, dass ich auch Nüsse gut vertrage. Wenn Sie Nüsse nehmen wollen, nehmen Sie nur das Mus (wenig davon als Dip) oder *angekeimte* Nüsse / Mandeln. Wer es verträgt, kann Rührei, herzhaften Quark oder Naturjoghurt verwenden, ich empfehle es nicht unbedingt. Verwenden Sie außer Butter lieber Schafs- oder Ziegenmilchprodukte, wenn überhaupt. Denken Sie immer an die zeitliche Trennung von „süß" und „herzhaft". Kombinieren Sie „süß" nicht unmittelbar mit Stärke und / oder Herzhaften, sondern lassen Sie wenigstens 10 min. Abstand. Da die Smoothies auch Wasser enthalten, ist Trinken zum Frühstück nicht nur kontraproduktiv, sondern schlicht nicht nötig.

Mittag- und Abendessen

Hähnchen-Reis-Pfanne

Zutaten für zwei Personen:

175 g Hähnchenbrustfilet

1 gelbe Paprika

1 rote Paprika

1 mittelgroße Küchenzwiebel

2 kleine, geschälte Tomaten

1 Zehe Knoblauch

2 Tassen Parboiled Reis

1 guter TL Steinsalz

½ TL Paprikapulver edelsüß (*Alternativ: Kurkuma*)

½ TL Kräuter der Provence

1 EL Kokosöl

Das Hähnchenbrustfilet in kleine Stücke schneiden und in dem Kokosöl anbraten. Dabei mit Steinsalz und Kräutern der Provence würzen. Den Parboiled Reis gründlich waschen und garen. Paprika, Zwiebeln, Tomaten und Knoblauch klein schneiden. Zwiebel in kleine Ringe schneiden und zuerst mit dem Hähnchenfleisch anbraten. Nach fünf Minuten Paprika, Tomaten und Knoblauch dazu geben. 10 Minuten bei kleiner Hitze verdeckt garen. Anschließend Paprika- resp. Kurkumapulver dazu geben und verrühren. Den gegarten Reis abtropfen lassen und schließlich mit Hähnchenfleisch und Gemüse verrühren.

Tipp: dieses Gericht eignet sich ausschließlich für den enzymorientierten Ernährungstyp, da viele Menschen vom basischen Ernährungstyp wahrscheinlich Probleme mit Paprika und Tomaten bekommen. Wenn Sie es als basischer Ernährungstyp trotzdem probieren wollen: stellen Sie sicher, dass Sie nicht gegen einen oder mehrere Inhaltsstoff(e) allergisch sind und verwenden Sie etwas mehr Fleisch – ca. 250 g für 2 Personen.

Rotbarschfilet mit Kräutermarinade zu Salzkartoffeln und Zucchinistreifen

Zutaten (eine Person):

Ca. 100 bis 120 g Rotbarschfilet

Drei mittelgroße, festkochende Kartoffeln

½ mittelgroße Zucchini

Für die Marinade:

25 g frischer, kleingehackter Basilikum

1 EL Kräuter der Provence

1 gestrichener EL sehr fein gehackte Pinienkerne

1 sehr fein gehackte Knoblauchzehe

1 Prise Steinsalz

2 EL Olivenöl

Das Rotbarschfilet wenigstens 12 h im Kühlschrank in den vermengten Zutaten für die Marinade marinieren. Die Kartoffeln schälen und vierteln. Die Zucchini in schmale, höchstens 1 cm dicke Streifen schneiden. Wenn Sie *keine* Beschwerden haben, können Sie die Schale (vorher gründlich waschen) mit verzehren, bei *leichten*

Beschwerden schälen Sie die Zucchini vorher. Kartoffeln ca. 25 Minuten in Wasser mit einer Prise Steinsalz garen. Rotbarschfilets bei höchstens mittlerer Hitze verdeckt in etwas Kokosöl ca. 15 Minuten garen. Die Zucchinistreifen 5 Minuten später hinzugeben und immer wieder umrühren. Rotbarschfilet einmal wenden.

Mildes Currygericht

Dieses Gericht tastet die Grenze des Erlaubten ab, aber ich habe sehr positive Erfahrungen damit gemacht, da keine abgepackten Currymischungen zweifelhaften Inhaltes verwendet werden. Es ist nährstoffreich und durch den Anteil an Kokosmilch bekommen Sie einige für den Darm sehr gute Fettsäuren. Wie auch immer: essen Sie *dieses* spezielle Gericht *nur* dann, wenn Sie *keine* Beschwerden haben!

Zutaten (für 2 Personen):

1 Tasse Kokosmilch (z.B. Alnatura) ca. 150 ml

3 Tassen Wasser

150 g Hähnchen- oder Putenbrustfilet

100 g Sojasprossen

2 Stängel Zitronengras

1 Schalotte

2 EL Sojasauce

1 Prise chinesisches 5-Gewürze-Pulver

1 Prise Galgantpulver (gerebelt)

1 gestrichener TL Kurkuma

¼ Aubergine (Klein)

1 Tasse Jasmin- oder Thaireis

1 TL Kokosöl

Hähnchen- oder Putenbrust in kleine Stücke geben und bei mittlerer Hitze im Kokosöl anbraten. Stängel Zitronengras, Schalotte klein hacken und Aubergine in Streifen schneiden. Die Schale wird meist (nicht immer) recht gut vertragen. Nach dem Anbraten des Fleischs nach 5 Minuten das Gemüse dazu geben und ebenfalls anbraten, unter ständigem Rühren ca. 5 Minuten weiter bei mittlerer Hitze anbraten. Anschließend mit Galgant, Kurkuma und chinesischem 5-Gewürzepulver würzen. Schließlich die Kokosmilch mit dem Wasser zusammen dazugeben, Sojasauce dazu und bei kleiner Hitze ca. 10 Minuten garen lassen. Jasminreis „zeitnah" garen und das Curry zum Reis servieren.

Dinkel-Tagliatelle mit Lachs und grünem Spargel

Zutaten für zwei Personen:

160 g Lachsfilet

250 g grüne Spargelspitzen

250 g Dinkel-Tagliatelle oder andere Dinkelnudeln, am besten Bandnudeln

20 g Butter

Je ein gestrichener EL kleingehackte Glattpetersilie und Basilikum

2 TL Kokosöl

1 gestrichener TL Safran

Steinsalz, gerebelter Oregano

Die Nudeln in reichlich Salzwasser mit einem kleinen Spritzer Kokosöl garkochen. Spargelspitzen mit dem Messer von harten Stellen befreien, Kokosöl in hoher Pfanne auf mittlere Temperatur erhitzen und Spargel hineingeben, ca. 8 Minuten unter ständigem Rühren anbraten. Lachs in handliche Stücke schneiden, mit Steinsalz und Oregano würzen und dann mit dem Spargel für weitere ca. 5 Minuten bei unverändert mittlerer Hitze braten. Zum Schluss die Nudeln in die Pfanne geben und alles miteinander vermengen. Beim Servieren die Butter und die frische Kräutermischung über die heißen Nudeln geben.

Bekömmliches Putenhack aus dem Backofen

Zutaten für zwei Personen:

250 g Putenfleisch

½ kleine Aubergine

1 Kleine Zucchini

2 mittelgroße Karotten

½ gestrichener TL Steinsalz

25 g Butter

2 kleine Knoblauchzehen

(60 g biologisches Passata di Pomodoro) *kann auch weggelassen werden!*

1 EL Kokosöl

1 gestrichener EL Fenchelsamen

1 TL gemischte getrocknete Kräuter

Aubergine, Zucchini schälen und wie die Karotten in ca. 4 cm lange und 1 cm dicke Streifen schneiden. Putenfleisch wachsen, in kleine Stücke schneiden und schließlich im Mixer zerkleinern. Kokosöl in eine Pfanne geben und auf mittlerer Hitze aufheizen. Zunächst die Fenchelsamen ins heiße Öl geben, nach fünf Minuten die Gemüsemischung, nach weiteren fünf Minuten die getrockneten Kräuter. Alles so lange anbraten, bis das Gemüse noch einen kleinen Rest Bissfestigkeit hat (umrühren!). Knoblauch in der Knoblauchpresse zerdrücken, mit der Butter vermengen und eine kleine Kastenform (ca. 10 x 20 cm) damit bestreichen. Backofen auf 175 Grad vorheizen. Putenhack mit dem Gemüse, Kräutern, Fenchelsamen und Salz in der Form vermengen und glatt streichen. In den heißen Backofen geben. Nach einer 25-30 Minuten mit dem Passata di Pomodoro bepinseln und Temperatur im Herd auf ca. 230 Grad erhöhen und noch einmal 10 Minuten im Backofen belassen.

Kann zu Natursauerteigbrot oder glutenfreier Pasta serviert werden.

Mildes Fisch-Couscous orientalisch

Zutaten für 2 Personen:

2 Barschfilets

60 g Instant Couscous

2 EL Kichererbsenmehl

25 g Mandelsplitter

50 g schwarze Oliven, ohne Stein

200 ml Wasser mit einem gehäuften TL Alnatura Gemüsebrühe

1 TL Kurkuma

½ TL Cumin (gemahlener Kreuzkümmel)

1 Knoblauchzehe

1 TL Steinsalz

Kleiner Bund Koriander

1 EL Kokosöl

Fischfilets gründlich waschen, abtropfen lassen. Knoblauch, Kreuzkümmel und Salz zu einer Paste verdrücken und die Fischfilets damit einreiben. Oliven und Koriander klein schneiden und mit den Mandelsplittern in einer Pfanne ohne Öl anrösten. Couscous mit Kurkuma vermengen, Gemüsebrühe zum Kochen bringen, Couscous damit übergießen und gut fünf Minuten quellen lassen. Anschließend mit der Oliven-Mandel-Koriandermischung vermengen. Fische in dem Kokosöl braten. Couscous zu den Fischen anrichten.

Aus der vegetarischen Abteilung

Auberginen, Avocado und Schafskäse

Zutaten für zwei Personen

1 mittelgroße Aubergine

2 Avocados

120 g biologischen Schafs- oder Ziegenkäse

50 g Oliven (grün)

50 g Cherrytomaten

½ gestrichener TL Safran

1 Messerspitze weißer Pfeffer

2 Messerspitzen Steinsalz

1 EL Olivenöl

1 TL Balsamicoessig

Bruschetta-Gewürz n. B.

1 EL Kokosöl

Dieses Gericht braucht Vorbereitung. Schon am Vortag werden die Auberginen in nicht ganz zeigefingerdicke Scheiben geschnitten. Essig, Olivenöl und Bruschetta-Gewürz werden miteinander vermengt und die Auberginenscheiben über Nacht darin eingelegt. Am nächsten Tag werden die Avocados geschält, entsteint und anschließend püriert beziehungsweise zerdrückt. Die Auberginen werden in dem Kokosfett von beiden Seiten leicht braun gebraten und anschließend die Oliven und Cherrytomaten sehr fein gehackt und bei kleiner Hitze einige Minuten zugedeckt gegart. Dabei mit Pfeffer, Salz und Safran abschmecken. Ebenso die pürierten Avocados würzen. Schafskäse gewürfelt dazu reichen.

Das ist ein „mal hier, mal da" Gericht, bei dem man verschiedene Geschmäcker miteinander kombiniert. Entweder abwechselnd den Schafskäse, die gewürzte Oliven-Tomaten-Mischung bzw. das Avocado-Püree zu den gebratenen Auberginen oder alles vier zu Dinkelbrot, glutenfreiem Brot oder Reis.

Vegetarische Hirsepfanne

Zutaten für zwei Personen:

120 g Hirse

1 TL Kurkuma

Eine Messerspitze Chilipulver (*kann auch weggelassen werden!*)

1 gestrichener TL fein gehackter Ingwer

10 Stängel frischer Schnittlauch, fein geschnitten

2 EL Sojasauce

1 Kleine Zucchini

2 kleine Karotten

4 kleine Champignons (weiß oder braun)

Prise Steinsalz oder Alnatura klare Gemüsebrühe

1 EL Kokosöl

Hirse waschen und im Topf mit Wasser und der Prise Gemüsebrühe bedecken und so lange garen, bis das Wasser fast komplett aufgesogen ist. Währenddessen Karotten, Zucchini und Pilze putzen und in sehr feine Streifen beziehungsweise Stücke schneiden. Den Ingwer, den Kurkuma, das Chilipulver und den Schnittlauch in einer Tasse vermengen. Erneut eine Tasse Wasser zur Hirse und das Gemüse unterheben. Während des Kochens in Schüben die Gewürze unterrühren. Das Ganze etwa 20 Minuten auf kleiner Flamme garen.

Vollkost für den basischen Ernährungstyp

Klar, nicht jeder mag herzhaftes Frühstück. Aber in diesem Falle muss es sein. Dazu kommt noch, dass Milchprodukte, Ei und Weizen Allergien und Unverträglichkeitsreaktionen auslösen können. Deswegen wäre das optimale Frühstück für den basischen Ernährungstyp theoretisch *etwas Fleisch oder Fisch* mit gedünstetem, gut verträglichem Gemüse. Aber wer will das schon machen?

Wenn Sie ausprobieren möchten, ob Sie mit echtem Natursauerteigbrot Probleme bekommen, weil Sie gegen Weizen bzw. Gluten allergisch sind, versuchen Sie es. Aber bedenken Sie dabei bitte, dass sich eine Verschlechterung erst nach einigen Tagen zeigen kann.

Herzhafte Buchweizenpfannkuchen

Zutaten für zwei Personen:

150 g Buchweizenmehl

50 g Sojamehl

½ TL Steinsalz

400 ml Wasser

100 ml Kokosöl

Trockene Zutaten miteinander vermengen. Dann nach und nach das Wasser einrühren. Teig anschließend mindestens eine Stunde, besser über Nacht ruhen lassen. Dann erst mit dem Kokosöl vermengen. Diese Masse in eine Pfanne geben (ohne Fett) und einige Minuten zunächst bei großer, dann rasch bei kleinerer Hitze braten.

...und Möglichkeiten, was man dazu essen kann:

z.B. kleine, gebratene Hähnchenbruststücke mit Rosmarinhonig-Kräuterdip. Hier springen wir mal über unseren Schatten und lassen ein wenig (harmlose) Süße zu. Ich empfehle, den Rosmarinhonig mit *frischen* Küchenkräutern zu vermengen, wer will kann auch getrocknete nehmen.

z.B. Lachsstreifen mit einem Klecks biologischen Meerrettich

Wer will und es vom Darm her verträgt kann auch drei Eidotter verquirlen und in der Pfanne mit etwas Steinsalz, Kokosöl und Kräutern zusammen braten. Das Eiweiß lassen Sie mal außen vor, denn es enthält *Avidin*, ein Wirkstoff, der dem *Biotin* (Vitamin B_7) entgegenwirkt. Vielleicht haben Sie ja in Ihrer Familie noch einen dankbaren Abnehmer dafür?

Tipp zum herzhaften Frühstück:

Wenn Sie was Eiweißreiches verzehren, wie etwa kalten Braten, können Sie selbst zerdrückte Heidelbeeren als Kompott dazu nehmen. Das wäre etwa zu Kalb, Lamm oder Wild empfehlenswert. Zu Lachs oder anderem Fisch geschmacklich etwas gewagt. Aber es passt zum Typ, wenn Sie partout nicht auf „süßen" Geschmack verzichten wollen. Und in kleinen Mengen kann man es gerade noch mal so zu Stärke durchgehen lassen!

Herzhafter Smoothie

Jedermanns Geschmack ist es nicht. Aber ausprobieren kann man es. (Ich habe es selbst letztes Jahr ausprobiert – mein Fall war es nicht. Aber ich bin nach meinen Testkriterien auch stärker der „enzymatische Ernährungstyp"). Die Auswahl an Obst ist beim „basischen" Ernährungstyp sehr eingeschränkt, was natürlich nicht ausschließt, dass Sie sich nicht auch einen grünen Smoothie mit Bananen und Heidelbeeren bereiten können – je mehr Grün, umso besser. Wobei ein grüner Smoothie mit 50% Grünanteil und nur Bananen und Heidelbeeren nicht eben sehr süß schmeckt…

z.B.

125 g Mangoldblätter

1 Knolle rote Beete

Einen kleinen Schuss Apfelessig

Einen kleinen Schuss Kokosöl (Olivenöl geht hier auch)

Prise Meer- oder Steinsalz

1 Tasse Wasser

Wer es bitter mag (die Wenigsten): in der Saison ein paar Löwenzahnblätter dazu, oder statt Mangold Chicorée oder

Endiviensalat, auf der Suche nach Würze könnte man auch ein paar grüne biologische Oliven, Schnittlauch, Knoblauch oder Kräuter dazu geben. Auf jeden Fall ist ein solcher Smoothie gerade für *Ihren* Typus wesentlich gesünder als der zum Frühstück obligatorische Kaffee. Aber wie gesagt: alles Geschmackssache…

Mittag- und Abendessen

Gegen die herzhaften Buchweizenpfannkuchen spricht nichts, wenn ihr Inhalt eine zart gedämpfte Gemüsefüllung ist mit einem Schlag selbstgemachter Kräuterbutter dazu – und als *Beilage* etwas Eiweißreiches. Aber das lassen Sie Ihren Darm entscheiden. Wichtig: keine Zusätze und möglichst kein Jodsalz!

Lachs mit gedämpftem Brokkoli

Brokkoli ist schwer verdaulich, so lange er nicht ganz durch ist. Wenn er richtig gedämpft ist und Sie ihn gut kauen, ist er keinesfalls schwerer verdaulich als andere Gemüsesorten auch. Nehmen Sie nur die Röschen ohne den Strunk.

Zutaten für eine Person:

100 g Lachsfilet

120 g Brokkoliröschen (können auch tiefgefroren sein, dann aufgetaut)

1 EL Kokosöl

Kräuter und Gewürze (Salz, ein klein wenig Pfeffer – frisch gemahlen)

Das Lachsfilet dezent würzen. Zusammen mit dem Kokosfett und den Brokkoliröschen bei milder Hitze in abgedeckter Pfanne langsam durchgaren. Den Saft zum Essen dazugeben. Es geht einfach, sehr schnell und ist vor allen Dingen gesund. Brokkoli enthält Sulphoraphan, das die Bauchspeicheldrüse schützt. Lachs enthält wertvolle Omega-3-Fettsäuren.

Lamm mit Spinat und Kichererbsen

Zutaten für zwei Personen:

200g Lammfilet

500g Tiefkühlspinat (Blattspinat)

300 g Kichererbsen aus der Dose im Saft

1 Zehe Knoblauch

Je ein gestrichener TL Kurkuma und Koriander

Würze für Klare Brühe für Lamm (biologisch)

2 EL Kokosöl

1 Prise Steinsalz und getrocknete Kräuter

Spinat auftauen lassen. Lammfilet in mundgerechte Häppchen schneiden. Knoblauch sehr fein hacken. Lammstücke mit etwas Salz und getrockneten Kräutern würzen und im Kokosfett bei mittlerer Hitze anbraten. Im nächsten Schritt Koriander, Kurkuma und Knoblauch dazu geben. Nach einigen Minuten fügt man die Kichererbsen und den Spinat hinzu und schließlich die Würze für die Brühe.

Tipp: zusätzliche Kohlehydrate braucht es hier *eigentlich* keine – man kann das Gericht aber beispielsweise zu Reis servieren.

Lachs mit Quinoa und Kohlrabi

Zutaten für eine Person:

½ Tasse Quinoa

1 Tasse Wasser

Prise Steinsalz

125 g frischer Lachs

200 g Kohlrabi

1 TL Dill

Kleiner Schuss Weinessig

1 EL Kokosöl

Kohlrabi würfeln. Kokosöl in eine Pfanne geben und erhitzen. Kohlrabi dazu geben, kurz anbraten, anschließend Dill, Steinsalz und einen Schuss Weinessig dazu geben. Dann den Quinoa dazu geben und ca. 20 Minuten garen. Anschließend den in Streifen geschnittenen Lachs unterheben und noch einige weitere Minuten garen.

Noch ein Rezept mit Kohlrabi: Hühnchen mit Kohlrabi

Zutaten für 2 Personen

250g Hähnchenbrust

300 g Kartoffeln

2 Kohlrabi

1 EL Butter

Je 10 g klein gehackte Petersilie und Basilikum

1 gestrichener TL Kurkuma

400 ml Gemüsebrühe

1 Prise Steinsalz

Hähnchenbrust in mundgerechte Stücke schneiden und in der Butter anbraten. Herausnehmen. Kartoffeln in Würfel schneiden, nur ganz kurz andünsten, anschließend die Brühe dazu geben und gut 20 Minuten bei kleiner Hitze garen. Danach Hähnchenbrust, gewürfelte Kohlrabi und die Gewürze zugeben und weitere ca. 5 bis 10 Minuten garen

Mit Lamm-Hack gefüllte Weinblätter

Zutaten für zwei Personen:

200 g Eingelegte Weinblätter

75 g Reis

100 g Hackfleisch vom Lamm

Zwei Schalotten

250 ml klare Brühe

Je 10 g Basilikum, Salbei, Rosmarin, Petersilie

Prise Salz, Prise rosa Pfeffer

2 EL Kokosöl

Weinblätter kurz in heißem Wasser einlegen, abtrocknen lassen und ausbreiten. Füllung wie Folgt zubereiten: Lamm-Hack, Reis mischen und die Kräuter und Gewürze sehr fein hacken beziehungsweise mahlen und damit vermengen. Jedes Weinblatt mit einem guten, gehäuften TL der Mischung befüllen und zusammenrollen. Breiten Topf mit Weinblättern auslegen und die gefüllten Weinblätter auflegen. Öl über die Weinblätter geben. Mit der Brühe auffüllen. Weinblätter mit einem passenden Teller zum Beschweren abdecken. Die Brühe sollte bis zur Höhe des Tellers gehen. Das Ganze schließlich bei milder Hitze ca. 30 Minuten köcheln lassen. Von der Herdplatte nehmen und etwa 20 Minuten gedeckt ruhen lassen.

Ein kleiner Leitfaden...

Ich bin selbst kein Koch, nicht einmal in der Nähe davon. Einige Rezepte habe ich daher übernommen und Crohn-/Colitis-kompatibel angepasst beziehungsweise verändert. Ich kann auch nur begrenzt Rezepte liefern und eigentlich sollen diese Rezepte auch als Anregung verstanden sein, damit Sie wissen, „wohin die Reise geht", und sich ungefähr orientieren können, wo Kompromisse zu machen sind.

Kompromisse sind beispielsweise in jedem Fall da zu machen, wo Speisen eigentlich mit mehreren tierischen Eiweißquellen zubereitet werden sollten. Hähnchenfleisch mit Schmand beispielsweise kombiniert Geflügelfleisch mit Milch(produkten). Die meisten „Feinschmeckerrezepte" laufen auf solche Konzepte hinaus, sind aber bei angeschlagenem Darm sehr schwer verdaulich. Ich persönlich finde, dass alltägliche Rezepte eher einfacher sein sollten und aus weniger Zutaten zusammengesetzt als die hier beschriebenen. Aber das ist nur meine Meinung. Wahrscheinlich möchten Sie trotz Darmerkrankung nicht auf ein Mindestmaß an kulinarischem Genuss nicht verzichten. Falls das der Fall sein sollte: sehen Sie sich Rezepte auf gängigen Internetseiten an, und schneidern Sie diese Rezepte auf Ihren Typ und nach den Regeln dieses Buchs zu.

Für den **basischen Ernährungstyp** gilt: eher Zurückhaltung bei Stärke und sauren Nahrungsmitteln (Obst), dafür allerdings mehr Fleischsorten zur Auswahl. Nach Geflügel und Fisch kann man ruhig ca. ein Mal die Woche ein Gericht mit Lamm, Wild oder hochwertigem (Weide-)Rind ansetzen – natürlich so zubereitet, dass es nicht allzu schwer verdaulich ist. Daneben sollte der basische Ernährungstyp besonders auf Intoleranzen und Allergien achten.

Für den **enzymorientierten Ernährungstyp** sieht es quasi anders herum aus: Zurückhaltung ist hier bei Eiweiß angebracht, die so genannten „roten" Fleischsorten sind für diesen Typus **generell nicht empfehlenswert** (Kommt es zwei, drei Mal im Jahr vor, ist das allerdings nicht schlimm). Auf Allergien und Intoleranzen muss natürlich auch hier geachtet werden, wobei diese aber in aller Regel bei weitem nicht so stark ausgeprägt sind wie beim basischen Ernährungstyp.

Leichte Vollkostrezepte

Mit den „kulinarischen Erlebnissen" ist es bei der leichten Vollkost allerdings vorbei. Hier kommt es darauf an, dass die Nahrung möglichst effizient gestaltet wird. Raffinierte, ausgefeilte Geschmackserlebnisse stehen hier nicht so sehr im Vordergrund, wichtig vielmehr, dass das Essen leicht und möglichst vollständig verdaut wird. Ein kleiner, gut überlegter Tipp ist hier die Anschaffung eines *Dampfgarers*, der sowohl Fleisch als auch Gemüse schonend zubereiten kann, Nährstoffe erhält und eine bessere Verdaulichkeit ermöglicht.

Die meisten der leichten Vollkost-Rezepte für den enzymorientierten Ernährungstyp eignen sich auch für den basischen Ernährungstyp, da schwer verdauliches Gemüse und Obst so gut es geht vermieden werden.

Leichte Vollkost-Rezepte für den enzymorientierten Ernährungstyp

Risi e Bisi mit Geflügel

Zutaten (für zwei Personen):

180 g Hühnerbrust

Je zwei Tassen Erbsen und Parboiled Reis

1 l klare Gemüsebrühe

Prise Pfeffer und Salz

1 EL Kokosöl

Den Reis und die Erbsen in je der Hälfte der Brühe gar kochen. Hühnerfleisch würfeln, im Kokosöl bei mäßiger Hitze anbraten und mit Salz und Pfeffer würzen. Anschließend das Fleisch mit den gekochten Erbsen und dem Reis vermengen.

Pute Natur mit Salzkartoffeln und gedünsteten Karotten

Zutaten für eine Person:

Putenbrust 120 g

Kartoffeln, überwiegend festkochend, drei mittelgroße

Drei mittelgroße Karotten

1 EL Kokosöl

1 Messerspitze Kurkuma

Je eine Prise Salz und Pfeffer

Die Putenbrust gründlich waschen, bei mittlerer Hitze im Kokosfett anbraten. Wichtig: nicht zu scharf anbraten, dunkle Stellen sind zu vermeiden. Karotten in ca. 1 ½ cm hohe Scheiben schneiden, Kartoffeln schälen, waschen und vierteln. Karotten nach dem Anbraten des Fleisches bei reduzierter Hitze dazu geben und zusammen ca. 10 Minuten garen lassen. Fleisch erst einige Minuten vor Schluss würzen. Karotten mit dem Kurkuma würzen. Währenddessen Kartoffeln in Wasser mit wenig Salz kochen. Ein bekömmlicher Klassiker, mit dem man eigentlich nichts falsch machen kann.

Kartoffelsuppe

Zutaten für zwei Personen:

300 g Kartoffeln

½ Liter Klare Brühe (Alnatura)

Zwei kleine Karotten

Eine kleine Selleriestange

Drei bis vier Stängel Schnittlauch

Prise gemahlener Koriander – die Früchte *alternativ: Majoran oder Oregano, je nach Geschmack*

Prise Petersilie

Steinsalz, Pfeffer

Kartoffeln würfeln und etwas Wasser kurz andünsten, anschließend mit der Brühe ablöschen. Übrige Zutaten klein Schneiden, Schnittlauch und Gewürze sehr fein hacken und für ca. 20 Minuten kochen. Anschließend pürieren und zu den Kartoffeln dazu geben. Mit Salz und Pfeffer würzen.

Zu dieser Suppe können gare Fleischstücke gegeben werden, müssen aber nicht.

Tipp: Eventuell fährt der enzymatische Ernährungstyp bei leichten bis mittleren Beschwerden für eine Weile besser, wenn er sich vegetarisch ernährt, aber nicht dauerhaft. Ich denke, sobald Beschwerden bestehen, ist es das Beste, dass dieser Typ nur *gelegentlich* Fleisch oder Fisch isst, etwa ein bis zweimal die Woche, um den Verdauungstrakt zu schonen und zu entlasten. Hier noch ein vegetarisches Rezept.

Reis mit Fenchelgemüse an Tomatenmark

Zutaten für 2 Personen:

1 Tasse Reis (Parboiled)

Zwei kleine Karotten

Drei kleine Brokkoliröschen

½ Fenchelknolle

1 Messerspitze gemahlener Galgant *oder* ein Hauch Ingwer

3 Tassen Wasser

1 gehäufter EL klare Brühe

Reis in Wasser und Gemüsebrühe garen, so dass nur noch wenig Wasser im Topf ist. Gemüse putzen, klein schneiden, dazu geben, mit Tomatenmark und Gewürzen abschmecken, fein verrühren und köcheln lassen.

Leichte Vollkostrezepte für den „vegetativen" beziehungsweise basischen Ernährungstyp

Okrasuppe mit Fleischeinlage

Zutaten für zwei Personen:

10 Okras

150 g Rindfleisch (Suppenfleisch)

100 g Möhren

100 g Sellerie

Prise gemahlener rosa Pfeffer

Prise Rosmarin

Prise Steinsalz

Das Gemüse waschen und putzen. Möhren und Sellerie klein hacken. Einen Liter Wasser mit etwas Salz zum Kochen bringen.

Fleisch würfeln und würzen. Fleisch und Gemüse ins Kochwasser geben, bei hoher Temperatur 10 Minuten kochen und anschließend bei niedriger Temperatur noch einmal 5 bis 10 Minuten garen, bis das Fleisch gar ist. Geht auch mit Reis, Kartoffeln und glutenfreien Teigwaren. *Vorsicht*: Anteil an Letzteren nicht zu hoch ansetzen, höchstens 25%!

Fisch mit Fenchelgemüse

Zutaten für zwei Personen:

Zwei Fischfilets, nach Wahl (Lachs, Rotbarsch…) ca. 250 g

200 g Fenchel

1 Möhre

1 mittelgroße Knoblauchzehe

1 TL frischen Rosmarin

2 EL Kokosöl

1 TL Rosmarinhonig

Salz, Pfeffer zum Abschmecken

1/8 Liter klare Gemüsebrühe

Gemüse waschen und putzen. Möhren würfeln, Knoblauch klein schneiden und Fenchel halbieren. Harte beziehungsweise zähe Teile entfernen. Knoblauch und Möhren in Kokosfett bei leichter bis mittlerer Hitze andünsten. Nach fünf Minuten Fenchel auflegen, mit dem Rosmarin würzen und nach weiteren fünf Minuten die Brühe dazu geben, abdecken und ca. eine Viertelstunde bei milder Hitze garen, je nach Größe des Fenchels (sollte gar sein). Fischfilets in einer gesonderten Pfanne würzen und mit dem Rest vom Kokosfett garen, schließlich mit Rosmarinhonig einpinseln und zu dem Gemüse servieren.

Tipp: je nachdem, ob Sie Lachs oder „leichten, fettarmen" Fisch verwenden, können Sie dieses Rezept auch als enzymorientierter Ernährungstyp ausprobieren. Für diesen nur fettarmen Fisch verwenden!

Allgemeines: Bei der normalen Vollkost können Sie als „basischer" Ernährungstyp auch mal Wildrezepte probieren. Statt der üblichen schweren Bratensaucen empfehle ich eine zart-pikante Würzung mit aromatischen, möglichst frischen Kräutern, statt der gezuckerten Preiselbeeren selbst gemachten Heidelbeerkompott. Bei der leichten Vollkost können Sie gelegentlich Wild oder Lamm verzehren, wenn es sich um junges, zartes Fleisch handelt.

Beim Frühstück ist bei der leichten Vollkost im Prinzip das erlaubt, was für die beiden Typen bei der normalen Kost auch erlaubt ist, mit zwei Ausnahmen: trennen Sie wirklich *strikt* Süßes beziehungsweise Fruchtsäure von Stärke, und reduzieren Sie überhaupt Früchte auf ein Minimum. Zweitens: essen Sie gluten- sowie milcheiweißfrei. Mehr gibt es eigentlich nicht zu beachten.

Die grünen Smoothies werden bei leichten bis mittleren Beschwerden meines Erachtens und meiner Beobachtung nach nicht unbedingt schlechter vertragen als wenn Beschwerdefreiheit besteht, sondern variieren von Typ zu Typ. Der enzymorientierte Ernährungstyp sollte kleine Mengen davon als „Vitaminstoß" auch bei leichten bis mittleren Beschwerden vertragen. Dem basischen Ernährungstyp rate ich bei leichter Vollkost beziehungsweise mittleren Beschwerden eher davon ab.

Schonkost – das sollten Sie essen, wenn Sie sich überhaupt nicht wohl fühlen

Mein Schonkostkonzept geht von drei Stufen aus: die erste Stufe versucht, den Darm wirklich so gut es geht zu entlasten. Es sind sehr einfache, vegetarische Speisen, die überwiegend aus Reis, sehr leicht verdaulichem gekochtem Gemüse und eventuell (enzymorientierter Typ) aus leicht verdaulichem Getreide, wie Haferschleim, besteht. Diese Stufe kann man maximal eine Woche beibehalten, denn wir müssen auch ein Auge darauf haben, dass keine Entkräftung stattfindet. Spricht man vom Darm her gut auf diese Ernährung an, kann ab der zweiten Woche versucht werden, Schritt für Schritt auf leichte Vollkost aufgebaut zu werden. Hierzu fügen Sie erst vorsichtig gegartes Fleisch, sehr leicht verdauliche Fette (Kokosöl) in geringen Mengen und später eine gewisse Vielfalt an Gemüse hinzu.

Spricht man allerdings auf die Ernährung nicht an, sollte in der zweiten Woche ein wenig Eiweiß (ohne zusätzliches Fett) hinzugegeben werden. Hierbei geht es nicht so sehr um das Eiweiß an sich, sondern um die Möglichkeit, dem Körper Zeit einzuräumen, mithilfe der Diät doch noch eine Besserung im Darm zu erzielen, ohne zu stark abzubauen. 14 Tage sind für diese beiden Stufen das Maximum des Vertretbaren, wenn die Beschwerden nicht so stark sind, dass durch Durchfälle / Erbrechen / Blutverluste Dehydrierung und Auszehrung beziehungsweise akuter Nährstoffmangel auftreten (dann sollte man sich besser gleich ins Klinikum begeben).

Sollte sich dann immer noch keine Besserung einstellen, sollten die „Formula" Diäten gegeben werden wie Biosorb / Fresubin etc. Ich bin mit diesen leichtverdaulichen Aufbaudiäten nicht so ganz glücklich, da sie teilweise verschiedene Formen von Zucker enthalten. Aber man tritt in eine Phase ein, wo es den Organismus vor akuten Mangelerscheinungen zu bewahren gilt.

Dieses Programm sehe ich als vernünftig an bei einem Zustand, der eine Teilnahme am normalen Leben nicht mehr zulässt (beispielsweise vorübergehende Arbeitsunfähigkeit aufgrund der Beschwerden), aber der nicht so dramatisch ist, dass eine sofortige Einweisung in ein Krankenhaus notwendig wäre. Der CDAI liegt typischerweise im Bereich ca. 130 bis 200, der CAI nach Rachmilewitz in jedem Falle über 4. Ich stelle Ihnen drei einfache Rezepte vor, zu denen Sie nach Bedarf einige kleine gekochte Fleischstücke, z.B. von biologischem Geflügel, hinzugeben können.

Reissuppe mit Möhren

Zutaten für eine Person

½ Tasse Reis (Parboiled oder weiß)

250 ml Wasser

2 kleine Möhren

1 gestrichener TL Alnatura klare Gemüsebrühe

Je eine Messerspitze fein gemahlener Galgant und Kurkuma

Möhren putzen und in ca. 1 cm breite Stücke schneiden. Reis waschen und zusammen mit der Brühe und den Gewürzen im Wasser 20 Minuten garen. Nach 8 Minuten Kochzeit kommen die Möhren hinzu.

Galgant und Kurkuma dienen hier nicht in erster Linie dazu, den Geschmack zu verbessern, sondern vielmehr, das Darm-Nervensystem – den „Nervus vagus" – zu beruhigen.

Karottensuppe nach Ernst Moro:

500 g geschälte Karotten in einem Liter Wasser 60 bis 90 Minuten kochen, das Ganze dann pürieren, einen halben Teelöffel Kristallsalz dazu, fertig. Löffelweise geben, vor allem hilfreich wenn der Durchfall besonders akut ist und ein bedrohlicher Elektrolytverlust durch den Durchfall ins Haus steht. Die Suppe gibt einem die Elektrolyte nicht wieder, aber bremst durch die freigesetzten „Oligogalakturonsäuren" den Durchfall. Auch diese Suppe kann man mit ein wenig Kurkuma / Galgant abschmecken. Es sollte allerdings wirklich nur ein Hauch sein.

Haferschleim

Haferschleim eignet sich als Volksheilmittel für Magen-Darm-Beschwerden, insbesondere Schmerzen, die von einer

Schleimhautentzündung herrühren. Er ist wirksamer bei Schmerzzuständen als bei Durchfall. Man bringt das Wasser zuerst zum Kochen und gibt anschließend die Haferflocken hinzu, lässt das Ganze für 10 bis 12 Minuten kochen, bis ein sämiger Brei entsteht. Denn kann man mit etwas Steinsalz oder Brühe, aber auch mit ein wenig Zimt abschmecken

Zu all diesen Nahrungsmitteln können kleine, gekochte Fleischstückchen gegeben werden, die nur wenig gesalzen werden.

Ich weiß, das hört sich „schlimm" an, ist aber auch für die Patienten gedacht, die wirklich krank sind, wenn auch noch nicht lebensbedrohlich oder dramatisch. Stellen Sie sich vor, 8 bis 15 Stuhlgänge pro Tag fesseln Sie mehr oder weniger an die Toilette, nur mal zum Kiosk um die Ecke durchzustarten wird zum Risiko und ständig plagen Sie Schmerzen, Krämpfe und Sie fühlen sich kraftlos.
Denken Sie bitte *auch* daran dass die Krankheit fast immer zum Teil durch Einflüsse des Gesamtstoffwechsels gesteuert wird. Heißt im Klartext: *nur* mit Schonkost *allein* werden Sie die Symptome nicht stoppen können. Schließlich handelt es sich hier nicht um eine akute Geschichte! Sie werden aber damit – zusammen mit anderen Maßnahmen – eine gewisse Besserung des Befindens erreichen, die individuell natürlich unterschiedlich ist. Aber das ist allgemein bei Diäten bei chronisch-entzündlichen Darmerkrankungen so!

Wenn diese Schonkost nach einer Woche nicht funktioniert, oder nach 14 Tagen nicht funktioniert unter einer Zugabe leichtverdaulichen Eiweißes, dann suchen Sie *bitte* einen Arzt oder den Therapeuten Ihres Vertrauens auf – am besten schon früher!

10. Und was trinken wir dazu?

Auch darüber sollte man reden: was ist an Getränken erlaubt? Das beste Getränk der Welt: einfaches, klares und sauberes Wasser. Ohne Kohlensäure. Ich trinke seit Jahren im Alltag nur Wasser, sehr gelegentlich mal Tee – und irgendetwas anderes eigentlich nur, wenn eine Feier oder ein offizieller Anlass ansteht. Sie sollten sich darüber im Klaren sein, dass Sie Ihre Gesundheit sehr wahrscheinlich verschlechtern, wenn Sie gewohnheitsmäßig etwas darüber hinaus trinken. Fruchtsäfte, Schorlen, erst recht Limonade, Cola, ganz zu schweigen von Kaffee (egal für wie „gesund" man ihn mittlerweile hält), Energy-Drinks oder gar alkoholischen Getränken.

Wichtig ist auch hier wieder der Faktor „wie oft?" – denn es spricht nichts dagegen, wenn Sie bei gutem Allgemeinzustand *gelegentlich* mal eine Fruchtsaftschorle trinken, oder auch mal einen Kaffee oder ein Glas Bier. Ich werde auf den folgenden Seiten mit Ihnen die Optionen für gesunde und sinnvolle Getränke durchgehen und die Wahlmöglichkeiten, die Sie allein beim Thema „Wasser" haben. Denn es existierten auch verschiedene Möglichkeiten, an gutes, gesundes Wasser zu kommen. Sprechen wir diese zuerst durch, bevor wir zu anderen Getränken übergehen.

Wasser ist wichtig und gut – aber auch hier hat man geradezu unbegrenzte Auswahl

Sie brauchen, pro kg Körpergewicht, wenigstens 30 ml Wasser am Tag. Wiegen Sie 70 kg, sollten es also 2,1 Liter sein. Einen Teil davon holen Sie sich über die Nahrungsmittel: rechnen Sie pro Tag mit rund 250 bis 500 ml. Durch Leitungswasser, die verschiedensten Mineralwässer und nicht zuletzt durch die verschiedenen möglichen Filtersysteme haben Sie quasi eine unbegrenzte Auswahl an verschiedenen Wasserqualitäten.

1. Leitungswasser

Verschiedene Untersuchungen mehrerer Jahre haben herausgestellt, dass Leitungswasser von der Qualität her über abgefüllten Mineralwässern liegt – zumindest hier in Deutschland. Einige Untersuchungen haben allerdings auch festgestellt, dass in verschiedenen Gegenden Leitungswasser belastet ist: mit Uran, mit Schwermetallen, mit Keimen, mit verschiedenen chemischen und biochemischen Substanzen wie Pflanzenschutzmitteln.

Im Durchschnitt ist die Qualität des Trinkwassers, *so wie es aus den Werken* kommt, sagen wir, „annehmbar". Das heißt, es ist nicht besonders schädigend, aber auch nicht sehr gesundheitsfördernd, wobei die Unterschiede sehr ausgeprägt sein können. Ich beispielsweise wohne in einem Ort in Hessen, von dem ein Teil sein Wasser aus dem Vogelsberg und ein Teil aus dem Spessart bezieht. Das „Spessart-Wasser" ist sehr weich und fast rein, das „Vogelsberg-Wasser" hat gegenüber Ersterem fast den *vierfachen (!)* Härtegrad. Auf einer Distanz von zwei Kilometern, wohlgemerkt!

Ein wichtiger Punkt bei Leitungswasser ist: *was passiert zwischen den Wasserwerken und der Leitung?* Hier spielt das Alter des Rohrsystems eine Rolle, mehr noch im Haus, wo das Wasser unter Umständen auch mal stagniert, als in den Zuleitungen. Zum Alter und zur Beschaffenheit der Zuleitungen können Sie sich in ihrem Ort erkundigen. Zum Alter und Zustand sowie der Beschaffenheit innerhalb des Hauses beim Vermieter. Günstig dabei ist alles „nach 1970", da ab diesem Zeitpunkt andere Materialien verwendet wurden. Dennoch müssen Sie in jedem Fall davon ausgehen, dass das Wasser nicht so rein bei Ihnen aus der Leitung sprudelt wie es die Stadtwerke verlässt. *Eingeschränkt dafür*, Leitungswasser zu benutzen, bin ich, wenn die verlegten Leitungen dem neuesten Stand entsprechen und das Wasser der Region sehr weich und schwebstoffarm ist.

Tipp: Elektrische Leitwertmessung und Elektrolyse

Ein gutes Bild von der Wasserqualität können Sie sich machen, wenn Sie eine einfache Elektrolyse und eine elektrische Leitwertmessung Ihres Wassers machen lassen. Bei einer Elektrolyse des Leitungswassers werden Sie wahrscheinlich erschrecken, was im Wasser an Trübstoffen gelöst ist. Das muss Sie allerdings nicht in Panik versetzen. Ein aussagefähiger Messwert für die Leitwertmessung ist 50

Mikrosiemens. Das ist der Wert, an dem Sie sich orientieren sollten: liegt der Wert darunter, handelt es sich um ein „weiches" Wasser, das Sie gut trinken können (es sei denn, es sind definitiv Schadstoffe nachgewiesen). Einige Referenzen:

Wasser vom Umkehrosmosefilter	Ca. 8-12 µS
Wasser von Aktivkohlefiltern	Ca. 20-40 µS
Wasser aus meiner Region (Spessart)	Ca. 60 µS
Wasser aus meiner Region (Vogelsberg)	Ca. 230 µS
Härtestes, bisher gemessenes Leitungswasser	Ca. 410 µS

(µS = Mikrosiemens, Millionstel Siemens = elektrischer Leitwert)

2. Wie sieht es mit Filtersystemen aus?

Da ich mit den gängigen Systemen (Umkehrosmosefilter, Aktivkohlefilter und basisches Aktivwasser) bereits Erfahrungen gemacht habe, kann ich zu diesen gängigen Systemen Empfehlungen aussprechen:

Bei einem komplexen *Umkehrosmosefilter* mit Vorfilter und dreifachem Filtersystem (gute Systeme gibt es ab 800 bis 1000 Euro) bekommen Sie ein sehr weiches, reines Wasser, das zudem sehr wohlschmeckend ist. Der Vorteil ist neben seinem guten Geschmack, dass es besser Stoffwechselschlacken aus dem Organismus entfernt als jedes andere Wasser. Der Nachteil allerdings ist, dass es den Körper langfristig auch entmineralisieren kann. Das trifft nicht auf jeden zu, aber auf viele Menschen. Meiner Erfahrung nach ist so ein Filtersystem umso lohnender, je älter der Nutzer ist, da das körpereigene Enzym- und Stoffwechselsystem den Organismus mit zunehmendem Alter nicht mehr so gut entgiftet. Für Crohn- und Colitispatienten würde ich dieses System eher nicht empfehlen, es sei denn, Sie mineralisieren dieses Wasser noch zusätzlich mit natürlichen Mineralstoffen, wie z.B. Korallencalcium. Viele Anbieter haben da individuelle Lösungen beziehungsweise Zusätze. Allerdings: *jede* dieser Lösungen geht ins Geld.

Bei einem normalen, relativ einfachen Aktivkohlefiltersystem erhalten Sie kein so weiches und reines Wasser, absolut gesehen ist es allerdings immer noch sehr weich. Da Aktivkohlefilter auch noch mit Sauerstoffanreicherung arbeiten, filtern Sie organische und anorganische Schadstoffe heraus – belassen dem Wasser aber weitestgehend die vorhandenen Mineralien. Gute Systeme sollten ab 300 bis 400 Euro erhältlich sein. Der Nachteil von Aktivkohlefiltern ist, dass man Wartungs- und Wechselintervalle wirklich genau beachten sollte – sonst sind die vorher gefilterten Schafstoffe im Wasser! Normale Aktivkohlefilter kann ich Crohn- und Colitispatienten gut empfehlen.

Erst in den letzten Jahren ist das *basische Aktivwasser* bekannt geworden. Zusätzlich zum Aktivkohlefilter wird das Wasser auch noch *ionisiert*. Man trinkt den „basischen" Anteil, während der „saure" Anteil verlorengeht (kann zur Reinigung verwendet werden, getrennter Abfluss). Zusätzlich zum Vorteil von Wasser aus einer Aktivkohlefilteranlage hat dieses Wasser auch noch ein hohes *Redoxpotential*, es fängt also zellschädigende Stoffe ein. Die normale Tagestrinkmenge sichert auch den durchschnittlichen Bedarf an Antioxidantien.

Allerdings hat das Wasser auch Nachteile: eine Tendenz zu Durchfällen wir gelegentlich, zumindest am Beginn des Trinkens, verstärkt. Das trifft nur sehr vereinzelt zu, klingt dann im Allgemeinen auch etwas ab – aber nicht bei jedem. Darauf ist zu achten, bevor man sich eine solche Anlage, die es ab ca. 900 Euro zu kaufen gibt, anschafft. Erfreulich: nach längerem Genuss nimmt die allgemeine Krankheitsanfälligkeit (beispielsweise gegenüber Infekten) ab. Testen Sie das Wasser einen Tag lang an sich, bevor Sie den Kauf einer solchen Anlage in Erwägung ziehen. Verkäufer stellen Ihnen mit Sicherheit einen Tagesvorrat zum Probieren zur Verfügung. Wundern Sie sich nicht, wenn sich Blähungen verstärken und der Stuhlgang dünner wird – das kommt immer mal wieder vor.

3. Und was ist mit Mineralwasser?

Thema „Flaschen schleppen": für viele noch angesagt. Die Unterschiede im Mineralstoffgehalt zwischen dem mineralärmsten (leichtesten) und dem mineralreichsten Wasser betragen – bitte festhalten! – das *Tausendfache*! Mein Tipp ist hier: kaufen Sie stilles Wasser, *nicht* die mineralärmsten, wie beispielsweise Lauretana oder Plosé. Wasser in Glasflaschen ist aus hygienischen und biochemischen Gründen in jedem Fall der Vorzug zu geben. Kaufen Sie auch keine *ausgesprochen* natriumarmen Mineralwässer – da bei Crohn und Colitis der Natriumverlust nicht nur durch Durchfälle, sondern auch durch Stoffwechselprozesse im Körper, höher ist als bei einem Großteil der „gesunden" Bevölkerung. Es wäre vermessen, bestimmte Mineralwässer zu empfehlen, zumal keines bei jedem genau „den Punkt trifft". Aber darauf kommt es auch gar nicht an. Die wichtigsten beiden Punkte sind: aus Glasflaschen und ohne Kohlensäure. Sicher, Kohlensäure schützt vor Keimbelastung, aber die sind bei unseren Mineralwässern nur ganz selten ein Thema. Angeblich sind in 0,5% aller Stichproben bei einem großangelegten Test zur Qualitätsüberprüfung unserer Mineralwässer (harmlose) Milchsäurebakterien auf dem Flaschenhals gefunden worden, die aber keine gesundheitliche Auswirkung haben.

Mein Tipp:

Mein persönlicher Favorit ist ein einfaches, preiswertes Filtersystem fürs Wasser. Gegenüber dem regelmäßigen Einkauf von Mineralwasser spart es nicht nur mittelfristig Geld, sondern auch die damit verbundene Schlepperei. Ein Preis von ca. 400 Euro ist natürlich für einen finanzschwachen Haushalt erst einmal zu schlucken, weswegen auch nichts gegen Mineralwasser spricht. Im Einzelfall – in einer sehr günstigen Gegend – können Sie tatsächlich auch Leitungswasser „aus der Leitung" zum Trinken verwenden. Aber das dürfte rund 1% aller Haushalte in Deutschland betreffen, zumindest nach meinen oben dargelegten Kriterien.

Nur Wasser ist doch langweilig, oder?

Ich empfehle über Wasser hinaus zwei Getränke: erstens Tee (zum Durstlöschen oder für medizinische Zwecke) und zweitens – das betrifft allerdings ausschließlich den „enzymorientierten Ernährungstyp" –

verdünnte fermentierte Getränke: das wären zum Beispiel Brottrunk (ca. ½ Schnapsglas auf einen Viertelliter Wasser – im Sommer sehr erfrischend), eventuell Getränke wie Kombucha oder Kwasz. Man sollte allerdings darauf achten, diese auch als enzymorientierter Typ nur gelegentlich zu trinken und vor allen Dingen sollten die Getränke mindestens sehr zuckerarm (und frei von künstlichen Süßstoffen) sein. Allerdings finde ich diese Getränke – wenn sie wirklich *gelegentlich* getrunken werden – besser als Schorlen beziehungsweise Fruchtsäfte.

Tee – Durstlöscher und Medizin

Tees taugen aus Durstlöscher und als Medizin. Und Man kann mit ihnen die „Thermoregulation" des Organismus in gewissen Grenzen steuern: Yogi-Tee sorgt für innere Wärme, während Hibiskus- oder Pfefferminztee innerlich „kühlen" – wichtig im Sommer, denn darin übertreffen Sie auch so genannte Erfrischungsgetränke. Früchtetees muss man nicht süßen, um einen sanft-säuerlichen Fruchtgeschmack zu erhalten. Und schließlich und endlich: Kräuterteemischungen haben medizinische Einsatzzwecke. Besonders im Magen-Darm-Bereich!

1. Wenn die enzymatische Verdauungskraft zu schwach ist

Angelikawurzel 20 g
Gemahlener Kümmel 10 g
Thymiankraut 10 g
Enzianwurzel 5 g
Tausendgüldenkraut 5 g

Dieser Tee enthält Bitterstoffe (Amara) und regt die Enzymfunktion von Magen und Bauchspeicheldrüse an. Zu empfehlen besonders dem enzymorientierten Ernährungstyp, der das Gefühl hat, jede Mahlzeit läge ihm „wie Blei im Magen". *Zubereitung:* 2 TL der Mischung auf 300 ml siedendes Wasser, 10 Minuten ziehen lassen. 20 Minuten bis eine Dreiviertelstunde vor der Mahlzeit trinken.

2. Wenn reichhaltige Mahlzeiten erst dem Darm Ungemach bereiten, den Magen und den Oberbauch aber nicht belasten:

Korianderfrüchte zerstoßen 10 g
Kümmel, zerstoßen 10 g
Wermutkraut, 10 g
Fenchelfrüchte, zerstoßen 10 g
Pfefferminz 10 g

Dieser Tee wirkt über sekundäre Pflanzenstoffe und sehr wenig über ätherische Öle, da diese sich im Wasser nicht gut lösen. Daher kann der Tee beiden Typen (enzymorientiertem und basischem Ernährungstyp) gut empfohlen werden. *Zubereitung:* 2 TL auf 300 ml siedendes Wasser. Die Literatur gibt 10 Minuten als Zeit an, ich würde ihn eher etwas länger ziehen lassen. Abdecken. Getrunken werden kann er nach Bedarf, also nicht vor der Mahlzeit, sondern wenn das Problem besteht.

3. Durchfall, akut

Der Tee passt auch auf beide Typen (enzymorientierter und basischer Ernährungstyp).

Tormentilla 20 g
Pfefferminzblätter 10 g
Kamillenblüten 10 g

2 TL mit 250 ml kaltem Wasser übergießen und *erhitzen*, gut 10 Minuten ziehen lassen und abseihen. Bei akutem Durchfall zwei bis drei Tassen täglich, bei chronischem nicht mehr als eine Tasse (z.B. im Schub).

4. Durchfall, in Zusammenhang mit Fäulnisdyspepsie

Fäulnisdyspepsie durch eine Eiweißbelastung des Dickdarms ist beim enzymorientierten Ernährungstyp in aller Regel häufiger anzutreffen als beim basischen Typ. Man nimmt zusätzlich zu obiger

Durchfallmischung noch je 10 g Thymiankraut und Eichenrinde (gemahlen) zur Mischung dazu und bereitet es wie den Durchfalltee zu.

Ingwertee...

Ist zunächst einmal verdammt scharf. Eine Anwendungsmöglichkeit, die ich im Sinn habe – allerdings wird der Tee aus „Sicherheitsgründen" eins zu zehn verdünnt und lauwarm gereicht – wenn nach einer OP Übelkeit und Brechreiz (eine Nach- beziehungsweise Nebenwirkung der Narkotika auf die vegetativen Zentren) auftreten sollte. Ein Liter Wasser wird mit zwei gestrichenen EL geriebenen frischen Ingwers zehn Minuten gekocht. Hinterher abseihen. Das Gebräu wird für den Zweck eins zu zehn verdünnt und lauwarm gereicht. Sehr langsam und in sehr kleinen Schlucken trinken und natürlich vorher den Arzt um Erlaubnis fragen, ob man schon trinken darf!

Grüner Tee...

„50 Tassen pro Tag schädigen Leber, Nieren und Darm" – so stand es in 2007 in der WELT. Auf den Verdacht hin: es handelt sich um die Wirkstoffe des grünen Tees, die in Pillenform zugeführt werden. Die Tannine darin sind allerdings Durchfallbremsen, und zwar *besser als bei schwarzem Tee*. Davon abgesehen werden vegetative Störungen im Magen-Darm-Bereich angegangen...mit dem gleichen Wirkmechanismus, mit dem grüner Tee auch gegen Kopfschmerzen und Konzentrationsschwächen hilft. Davon abgesehen enthält der Tee B-Vitamine, Carotinoide, Kalzium, Kalium, Magnesium, Phosphor, Zink, Kupfer und Fluorid. Und „natürlich" die gesundheitswirksamen *Katechine*, die auch Zellen schützen.

Hibiskustee...

Schlägt im Sommer zwei Fliegen mit einer Klappe: er hat eine definitive medizinische Wirkung und ist ein vorzüglicher Sommer-Erfrischer. Ansonsten hat er eher eine Wirkung auf die Geisteskraft, wirkt nervöser Erschöpfung entgegen, verbessert die Schlaftiefe und hat eine Wirkung als Fänger freier Radikale, schützt also auch die Zellen. Trinken Sie ihn im Sommer, wenn es heiß ist!

Wichtig: *natürlich* sollten alle Tees Zutaten aus kontrolliert-biologischem Anbau enthalten. In diesem Sinne: wohl bekomm's!

11. Ausblick: kann Ernährung heilen?

Mit dem Heilen ist das ja so eine Sache…

Bevor ich mich speziell mit dem Thema *Ernährung und Heilung* auseinander setze, sollte ich wohl ein paar Worte zum Thema *Heilung* im *Allgemeinen* verlieren. Es gibt meines Erachtens nach zwei unseriöse Behauptungen, wenn es um chronische Krankheiten geht.

1. „Die Krankheiten *sind* unheilbar"
2. „*Ich* kann die Krankheiten *heilen*"

Zum ersten: eine Krankheit, die vor 200 Jahren unheilbar war, kann heute heilbar sein. Daraus können wir doch wohl mit Fug und Recht schließen, dass eine Krankheit, die heute unheilbar ist, in 50 Jahren heilbar sein kann. Also: wer seriös ist, wird die erste Behauptung etwa so kleiden: „Wir können die Krankheit nach dem gegenwärtigen Stand unserer Erkenntnisse und mit unseren derzeitigen Möglichkeiten nicht heilen, es ist aber nicht auszuschließen, dass dies in Zukunft möglich sein wird." Sollten Sie mal einen Schulmediziner finden, der sich so ausdrückt, dann sehen Sie zu, dass er respektive sie Ihr Hausarzt wird.

Zum zweiten: wer behauptet, dass er die Erkrankungen in jedem Fall heilen kann, ist unseriös. Ich habe das nicht geschafft und irgendjemand anderes hat es auch nicht geschafft – und dazu zählen auch „Berühmtheiten" unter den Therapeuten (deren Patienten nach einer erfolglosen Behandlung teilweise auch bei mir vorstellig werden). Wobei natürlich Heilung auch immer was mit dem Betroffenen und seiner Einstellung zu tun hat.

Ich finde, diese beiden Dinge sagen bereits unheimlich viel zur Frage, ob Ernährung heilen kann. Die einzig richtige Antwort auf die Frage aller Fragen muss also lauten:

Ernährung kann so weit heilen, wie die Komponenten der Erkrankung im Verdauungstrakt durch Ernährung zu beeinflussen sind.

Das heißt auf gut deutsch: der Einfluss der Ernährung auf das Wohlbefinden kann individuell sehr unterschiedlich ausfallen. Beim Einen macht sie einen Unterschied von 20% aus. Das ist sehr wenig, aber das kann im Alltag den Unterschied zwischen „Teilnahme am alltäglichen Leben möglich" oder „Teilnahme am alltäglichen Leben *nicht* möglich" ausmachen. Beim Anderen sind es 70, 80 oder gar 90% - und das macht einen *gewaltigen* Unterschied aus!

Ich habe noch keinen Menschen kennen gelernt, der durch die Umstellung auf eine gute Darmdiät – also eine von denen, die hier in diesem Buch vorgestellt werden – überhaupt nicht profitiert hätte. Die Lebensqualität hat sich *immer* verbessert. Wenn auch bei Manchem nur um einen geringen Grad. Und wahrscheinlich zu gering, um die Sinnhaftigkeit einer Diät zu erkennen. Wenn Sie mein Buch „Andreas Ulmichers Morbus Crohn – Colitis ulcerosa Ratgeber" gelesen haben und hier besonders das Kapitel *auf den Zahn gefühlt*, dann wissen Sie vielleicht, dass die Toleranz des Verdauungskanals gegenüber Ernährungssünden bei einem „labilen", auch schon bei einem „indifferenten" Gleichgewicht, eingeschränkt ist. Das heißt, Sie begehen einen Ernährungs-Fehltritt und spüren diesen *sofort*, also noch am gleichen Tag (oder spätestens am nächsten Tag…). Eine gute Darmdiät kann also einen erheblichen Wohlfühl-Faktor ins Leben bringen. Allerdings gehören Diäten – auch hier verweise ich wieder auf mein „Milieukohärenzmodell" – zu den Maßnahmen, die *den Ball in der Mitte halten* und nicht das Gleichgewicht stabilisieren, so dass der Ball nicht aus seiner Mitte getrieben wird. Dafür ist die ursachenorientierte Therapie zuständig.

Ergo gilt für eine gute Diät, dass Sie *funktionell* hilft. Sie hilft so, wie ein natürliches Durchfallmittel, ein guter Tee oder ein richtig und sinnvoll eingesetztes probiotisches Medikament. Sie hilft, *so lange sie eingehalten wird*. In diesem Sinne möchte ich nicht von einer Heilung reden, denn Heilung wäre, wenn Sie (zumindest in der Theorie) alles ohne Ungemach vertragen würden.

Aus diesem Umstand hat die Medizin lange geschlossen (in letzter Zeit tut sich da etwas), dass die Diät bei chronisch-entzündlichen Darmerkrankung bedeutungslos bleibt. Es werden rein funktionale Akutmaßnahmen empfohlen. *Essen Sie, was Sie vertragen* bedeutet:

essen Sie das, was Ihnen *keine Bauchschmerzen (Durchfall, Blähungen etc....)* bereitet. Dass es durchaus Nahrungsmittel gibt, die Ihnen beziehungsweise Ihrem Darm nicht *unmittelbar* schaden, aber über eine gewisse Zeit durchaus einiges durcheinander bringen können, denke ich, dürfte jedem nach dem Lesen dieses Buchs klar sein. So können Sie zum Beispiel Getreide oder Milch durchaus vertragen, aber trotzdem verschlechtert sich Ihr Darm durch diese Dinge mittel- bis langfristig.

Mir war es wichtig, einen Ratgeber zu schreiben, der *möglichst vielen Betroffenen möglichst viel hilft.* Das kann nur dadurch gesehen, indem ich anderen Ansätzen als meinem die „Gleichberechtigung" einräume. Denn jede Sichtweise, aus der heraus eine Diät entwickelt wurde, ist zumindest *zum Teil* richtig.

Tipp:

Machen Sie den Test, lesen Sie das Buch, beachten Sie je nach Typ auch die anderen Diäten, die ich vorgestellt habe. Versuchen Sie sich zu 80 bis 90% an die Empfehlungen zu halten und beobachten Sie, dass und wie es Ihrer Gesundheit gut tut. Seien Sie kritisch gegenüber Dogmatikern, Miesmachern, Heilungsversprechern und ...teilen Sie mir mit, ob Sie von einer Diät profitiert haben, wenn ja, wie, wenn nein – wieso nicht oder was passiert ist. Damit die nächste Auflage möglichst noch verbessert an den Start geht.

Ihr Andreas Ulmicher

Referenzen und Bücher:

Eine ungeordnete Auswahl an Links, die ich unter anderem zur Erstellung dieses Buchs benutzt habe:

http://www.crohns.net/Miva/education/articles/Dietary_Interventions_in_Crohns_Disease.shtml

http://www.muskelbody.info/fette-wichtige-informationen-120.html

http://www.cfi-speyer.de/de/praxis-fuer-naturheilkunde/histaminallergie-diagnose-und-therapie/?gclid=CKyamPTQjawCFRIhtAodHkYU6Q

http://www.blogspan.net/presse/schon-leichte-vitamin-b12-defizite-schaden-dem-gehirn/mitteilung/12678/

http://www.eufic.org/article/de/ernahrungsbedingte-krankheiten/mangel/artid/Chrom-in-der-Nahrung/

http://www.ced-alleswasgeht.de/leben_prisma~25.php

http://www.auroraswelt.at/Histaminintoleranz.pdf

http://www.drfalkpharma.de/patienten/krankheiten-und-therapie/zinksubstitution/

http://www.vitamin-update.com/health-problems-detail.cfm/id/20.html

http://www.ncbi.nlm.nih.gov/pmc/articles/PMC1374879/

http://www.7az.de/caprylsaeure-kokosnussraspel-kokosnussoel-bei-candida-albicans-hefepilzen.html

http://www.rohkostfreunde.de/artikel/weizengrassaft/

http://www.gruenesmoothies.de

http://vegetarisch-einkaufen.de/ProdInf/Milchalt/milchalt2/milchalt3/milchalt4/milchalt4.html

http://www.newtreatments.org/cfs

http://www.select181.de/node/6

http://www.dr-bolland.de/index2.html

http://inter.gesundheitsportal-privat.de/Gesund-Leben/Ernaehrung/Wissen/Ballaststoffe-4282.html

http://www.foodwatch.de/

http://www.das-ist-drin.de/

http://www.food-detektiv.de/

http://www.zentrum-der-gesundheit.de/kokosoel-ia.html

http://www.urgeschmack.de/kokosmehl-rezepte-glutenfrei-backen/

http://www.histaminintoleranz.ch/therapie_ernaehrungsumstellung.html

http://de.wikipedia.org/wiki/Lutz-Di%C3%A4t

Und hier eine Auswahl an lesenswerten Büchern:

William Wolcott, Trish Fahey, Peter Königs: Metabolic Typing: Essen, was mein Körper braucht. VAK Verlag.

Heide Steigenberger: Histamin: Genießen trotz Unverträglichkeiten. Kneipp Verlag.

Nora Kircher: Milchfrei leben – glutenfrei leben. Ratgeber bei Laktoseintoleranz und Zöliakie. Hädecke Verlag.

Wolfgang Lutz: Kranker Magen, kranker Darm: was wirklich hilft. Sayla Fachverlag.

Elaine Gottschall: Diät bei Morbus Crohn und Colitis ulcerosa. Endlich Chancen durch reizarme Ernährung. Trias Verlag

Jordan S. Rubin: Des Schöpfers Kost. Werner Müller, Greifswald

Peter Königs: das Kokosbuch. Natürlich heilen und genießen mit Kokosöl und Co. VAK Verlag.

Victoria Boutenko, Gisela Bongart und Oliver Fehn: Die Vitalrohvolution. 12 Schritte zu lebendiger Nahrung. Omega Verlag

Leider kann ich derzeit keine anderen Ernährungsratgeber zum Thema chronisch-entzündliche Darmerkrankungen empfehlen. Dem stehen widersprüchliche Inhalte und teilweise unverträgliche Rezepte gegenüber. Die kurze Liste der oben genannten Bücher vertiefen meines Erachtens nach alle wichtigen Aspekte, die ich in meinem Buch angesprochen habe.

Andreas Ulmicher

Kontakt zum Autor:

Andreas Ulmicher
Naturheilpraxis Andreas Ulmicher
Frowin-von-Hutten-Straße 5
63628 Bad Soden-Salmünster

www.praxis-ulmicher-freitag.de

www.crohn-colitis-online.de